Bernhardt Falkenberg

Den Alltag gemeinsam meistern
Kompakt-Ratgeber Demenz

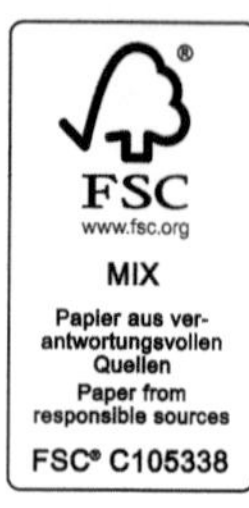

Bibliografische Information der Deutschen Nationalbibliothek: Die Deutsche Nationalbibliothek verzeichnet diese Publikation in der Deutschen Nationalbibliografie; detaillierte bibliografische Daten sind im Internet über http://dnb.dnb.de abrufbar.

Verlag: BoD · Books on Demand GmbH, In de Tarpen 42, 22848 Norderstedt

Druck: Libri Plureos GmbH, Friedensallee 273, 22763 Hamburg

ISBN: 978-3-7693-1263-8

Inhaltsverzeichnis

Kapitel 4: Praktische Pflege (S.20)

- **Alltagsaktivitäten erleichtern**: Anziehen, Körperpflege und Essen.
- **Ernährung und Gesundheit**: Tipps für eine ausgewogene Ernährung und spezielle Bedürfnisse.
- **Medikamentenmanagement**: Organisation und Erinnerungshilfen.
- **Sicherheit im Alltag**: Tipps zur Sturzvermeidung, sichere Umgebung, Brandschutz.

Kapitel 5: Struktur im Alltag schaffen (S. 28)

- **Routinen entwickeln**: Wie Routinen beruhigend wirken können.
- **Aktivitäten und Beschäftigungen**: Geeignete Hobbies und Tagesprogramme.
- **Feste Rituale schaffen**: Tagesabläufe für Verlässlichkeit und Sicherheit.

Kapitel 6: Herausfordernde Situationen meistern (S.35)

- **Aggression und Wut**: Ursachen verstehen und deeskalieren.
- **Verwirrung und Orientierungslosigkeit**: Strategien zur Beruhigung und Unterstützung.
- **Unruhe und Wandern**: Sicherer Umgang mit Bewegungsdrang.
- **Umgang mit Schlafstörungen**: Tipps, um eine entspannte Schlafroutine zu fördern.

Anhang und Ressourcen (S.75)

- **Checklisten und Hilfen für den Alltag**: Medikamentenplan, Notfallnummern, etc.
- **Weiterführende Online-Ressourcen und Ratgeber**: Webseiten und Informationen.
- **Nützliche Adressen und Telefonnummern**: Pflegeberatungen, Verbände und Selbsthilfegruppen.

Definition und Arten von Demenz

Demenz ist ein Überbegriff für verschiedene Erkrankungen des Gehirns, die vor allem mit einem fortschreitenden Verlust der geistigen Fähigkeiten einhergehen. Es handelt sich um eine neurodegenerative Erkrankung, die das Gedächtnis, das Denken, die Orientierung und die sozialen Fähigkeiten beeinträchtigen kann. Die häufigsten Formen von Demenz sind:

1. **Alzheimer-Demenz**: Dies ist die häufigste Form und macht etwa 60-70 % der Demenzfälle aus. Alzheimer wird durch Eiweißablagerungen (Beta-Amyloid-Plaques) im Gehirn verursacht, die Nervenzellen zerstören. Typische Symptome sind Gedächtnisverlust, Schwierigkeiten beim Planen und Orientierungsprobleme.

2. **Vaskuläre Demenz**: Diese Form entsteht durch eine gestörte Durchblutung des Gehirns, oft infolge von Schlaganfällen oder chronischen Durchblutungsstörungen. Betroffene leiden unter Konzentrationsproblemen, Stimmungsschwankungen und körperlichen Einschränkungen.

3. **Lewy-Körper-Demenz**: Die Lewy-Körper-Demenz geht mit Ablagerungen von sogenannten Lewy-Körpern im Gehirn einher, die die Nervenzellen beeinträchtigen. Symptome ähneln oft einer Kombination aus Alzheimer- und Parkinson-Erkrankung. Häufige Anzeichen sind Halluzinationen, Muskelsteifheit und Schwankungen in der geistigen Klarheit.

4. **Frontotemporale Demenz (FTD)**: Diese Form betrifft vorrangig die Stirn- und Schläfenlappen des Gehirns, die für die Persönlichkeit und das Verhalten zuständig sind. FTD tritt oft bei jüngeren Menschen auf und führt zu Veränderungen im Verhalten, Schwierigkeiten in der Kommunikation und emotionaler Abstumpfung.

Symptome und Verlauf

Die Symptome und der Verlauf von Demenz können je nach Form und individuellen Faktoren variieren. Typische erste Anzeichen sind:

1. **Gedächtnisverlust**: Vergesslichkeit gehört zu den häufigsten ersten Anzeichen. Menschen mit Demenz vergessen oft aktuelle Ereignisse, während Erinnerungen aus der Vergangenheit intakt bleiben.

2. **Verlust von Orientierung und kognitiven Fähigkeiten**: Betroffene haben Schwierigkeiten, sich an Orten zurechtzufinden oder die zeitliche Abfolge von Ereignissen einzuschätzen. Später treten häufig Probleme bei komplexen Tätigkeiten wie Planung, Multitasking und logischem Denken auf.

3. **Sprachprobleme und eingeschränktes Urteilsvermögen**: Menschen mit Demenz haben Schwierigkeiten, die richtigen Worte zu finden, verlieren manchmal den Faden und treffen unüberlegte Entscheidungen.

4. **Veränderungen im Verhalten**: Im fortgeschrittenen Stadium kommt es oft zu Verhaltensänderungen wie

Aggression, Ängstlichkeit und sozialem Rückzug. Dies hängt mit der Schädigung von Hirnregionen zusammen, die Emotionen regulieren.

Der Verlauf der Demenz kann in verschiedene Stadien eingeteilt werden:

- **Frühstadium**: Erste Symptome treten auf, aber die Person kann ihren Alltag oft noch alleine bewältigen.

- **Mittleres Stadium**: Die kognitiven Fähigkeiten verschlechtern sich weiter, und die Betroffenen brauchen zunehmend Hilfe im Alltag.
- **Spätstadium**: Menschen im Spätstadium der Demenz sind meist vollständig auf Pflege angewiesen.

Diagnose und Früherkennung

Eine frühe Diagnose ist entscheidend, um den Krankheitsverlauf besser zu bewältigen und gezielte Unterstützung zu bieten. Die Diagnosestellung erfolgt in mehreren Schritten:

1. **Erstgespräch und Anamnese**: Der Arzt erhebt die Krankengeschichte und fragt nach spezifischen Symptomen und familiären Vorerkrankungen. Angehörige können wichtige Beobachtungen beisteuern.

2. **Kognitive Tests**: Spezielle Tests wie der Mini-Mental-State-Examination (MMSE) oder der Demenz-Detektionstest (DemTect) erfassen das geistige Leistungsvermögen und decken Gedächtnislücken oder Orientierungsprobleme auf.

3. **Bildgebende Verfahren**: MRT- oder CT-Scans des Gehirns helfen, strukturelle Veränderungen zu erkennen, die auf eine Demenz hindeuten könnten, z.B. den Verlust von Hirnmasse.

4. **Laboruntersuchungen**: Bluttests schließen andere Ursachen wie Vitaminmangel oder Schilddrüsenerkrankungen aus, die ähnliche Symptome wie Demenz hervorrufen könnten.

Die Früherkennung bietet die Möglichkeit, frühzeitig mit Medikamenten oder nicht-medikamentösen Therapien anzufangen und den Alltag gezielter zu strukturieren. Sie ermöglicht Betroffenen und Angehörigen, Pläne zu entwickeln und rechtzeitig Unterstützung zu suchen.

Emotionale Aspekte: Verständnis für die Gefühlswelt von Menschen mit Demenz

Der emotionale Zustand von Menschen mit Demenz kann sich erheblich verändern. Die Krankheit bringt oft Frustration, Angst und manchmal auch Trauer mit sich. Um den emotionalen Bedürfnissen von Menschen mit Demenz gerecht zu werden, ist es hilfreich, ihre Gefühlswelt zu verstehen:

1. **Angst und Unsicherheit**: Wenn das Gedächtnis nachlässt und die Fähigkeit, den Alltag zu bewältigen, schwindet, empfinden viele Betroffene Angst. Sie wissen möglicherweise nicht, wie sie bestimmte Aufgaben ausführen sollen, was sie verunsichert.

2. **Frustration und Ärger**: Die zunehmenden Einschränkungen führen oft zu Frustration. Wenn jemand merkt, dass er Dinge vergisst oder nicht mehr so handeln kann wie früher, kann das Ärger und Frustration auslösen.

3. **Isolation und Scham**: Menschen mit Demenz schämen sich häufig für ihre Vergesslichkeit und ihre kognitiven Einschränkungen. Das kann dazu führen, dass sie sich zurückziehen und weniger soziale Kontakte pflegen.

4. **Gefühl der Überforderung**: Im fortgeschrittenen Stadium kann es für Betroffene schwierig werden, einfache Aufgaben zu erledigen, was häufig zu Überforderung führt. Selbst einfache Aktivitäten wie das Anziehen oder das Essen können zur Herausforderung werden.

Tipps für einfühlsamen Umgang:

- **Geduld und Verständnis**: Geduld zu haben, ist eine Grundvoraussetzung im Umgang mit Menschen mit Demenz. Es hilft, den Betroffenen nicht zu korrigieren, sondern zu unterstützen und zu motivieren.

- **Akzeptanz der Realität des Betroffenen**: Menschen mit Demenz leben oft in ihrer eigenen Realität. Statt auf "Korrektheit" zu bestehen, ist es oft besser, ihre Wahrnehmung zu akzeptieren.

- **Sicherheit und Geborgenheit bieten**: Betroffene sollten sich sicher und geborgen fühlen. Ein liebevoller Umgang, bekannte Routinen und eine angenehme Atmosphäre können dazu beitragen.

Demenz ist eine komplexe Erkrankung, die weitreichende Folgen für die Betroffenen und ihre Angehörigen hat. Indem wir uns über die verschiedenen Formen, Symptome und Verläufe informieren und ein Verständnis für die emotionale Lage der Betroffenen entwickeln, schaffen wir eine Basis für einfühlsame und respektvolle Unterstützung im Alltag.

Kapitel 2: Akzeptanz und emotionale Bewältigung für Angehörige

Der Umgang mit der Demenz-Diagnose eines nahestehenden Menschen kann emotional sehr belastend sein. Trauer, Angst und Schuldgefühle sind bei Angehörigen weit verbreitet und oft schwer zu verarbeiten. In diesem Kapitel geht es darum, wie Angehörige diese Gefühle bewältigen können, warum Selbstfürsorge wichtig ist und wie Unterstützungsnetzwerke aufgebaut werden können, die sowohl emotionale als auch praktische Entlastung bieten.

Umgang mit der Diagnose eines Angehörigen: Trauer, Angst und Schuld verarbeiten

Die Diagnose Demenz ist für Angehörige oft ein Schock und bringt eine Vielzahl an Emotionen mit sich. Einige dieser Gefühle, wie Trauer, Angst und Schuld, sind normal und verständlich. Es ist jedoch wichtig, diese Emotionen anzunehmen und Wege zu finden, mit ihnen umzugehen.

1. **Trauer**: Für viele Angehörige fühlt sich die Demenz-Diagnose an wie ein Verlust, selbst wenn die betroffene Person noch lebt. Sie trauern um das gemeinsame Leben, das sie hatten, und um die Erinnerungen, die möglicherweise verblassen. Es kann hilfreich sein, sich diese Trauer bewusst zu machen und sich Raum dafür zu geben.

   o **Tipp**: Schreiben Sie Ihre Gefühle in einem Tagebuch auf, um sie besser zu verstehen und anzunehmen. Manche finden auch Trost im Austausch mit Menschen, die Ähnliches durchmachen, z. B. in einer

Selbsthilfegruppe.

2. **Angst**: Die Zukunft mit einem demenzkranken Angehörigen ist oft voller Unsicherheiten, und das kann Angst machen. Man fragt sich vielleicht: „Wie wird unser Leben aussehen? Kann ich das alles schaffen?"

   - **Tipp**: Achtsamkeitstechniken und Entspannungsübungen wie Meditation oder Atemübungen können helfen, die Angst besser zu kontrollieren. Versuchen Sie, sich auf den aktuellen Moment zu konzentrieren und das Hier und Jetzt zu akzeptieren.

3. **Schuldgefühle**: Viele Angehörige empfinden Schuld, weil sie das Gefühl haben, nicht genug zu tun oder sich gelegentlich von den Belastungen überfordert zu fühlen. Manche fühlen sich sogar schuldig, wenn sie einmal eine Auszeit nehmen möchten.

   - **Tipp**: Erlauben Sie sich, menschlich zu sein. Sprechen Sie mit einem vertrauenswürdigen Freund oder einem Therapeuten über Ihre Schuldgefühle. Sie werden oft feststellen, dass es völlig normal ist, so zu empfinden.

Selbstfürsorge und emotionale Stabilität

Angehörige neigen oft dazu, sich selbst in den Hintergrund zu stellen, um sich voll und ganz um die erkrankte Person zu kümmern. Doch ohne Selbstfürsorge kann die Belastung im Laufe der Zeit überwältigend werden. Ein stabiles emotionales Fundament hilft Ihnen, langfristig besser für Ihren Angehörigen da zu sein.

1. **Grenzen setzen**: Es ist wichtig, sich bewusst zu machen, dass Sie nicht rund um die Uhr alles alleine leisten können. Schaffen Sie sich Pausen und setzen Sie realistische Grenzen, was Sie leisten können.

   o **Tipp**: Legen Sie Zeiten fest, in denen Sie sich ganz bewusst eine Auszeit nehmen. Diese Zeit könnte für eine Tasse Tee, eine kurze Meditation oder einen Spaziergang genutzt werden.

2. **Positive Rituale schaffen**: Kleine Rituale können Ihnen Kraft und Stabilität geben. Diese können so einfach sein wie ein täglicher Spaziergang, ein entspannendes Bad oder das Hören Ihrer Lieblingsmusik.

   o **Tipp**: Erstellen Sie eine Liste mit Aktivitäten, die Ihnen Freude bereiten und Ihnen Energie geben. Nehmen Sie sich täglich bewusst Zeit für eine oder mehrere dieser Aktivitäten.

3. **Professionelle Hilfe in Anspruch nehmen**: Sich selbst um Unterstützung zu bemühen, ist keine Schwäche. Professionelle Beratung oder therapeutische Unterstützung kann helfen, die eigenen Gedanken und Gefühle zu sortieren und neue Bewältigungsstrategien zu finden.

   o **Tipp**: Informieren Sie sich über Beratungsangebote in Ihrer Region oder online. Selbstgespräche mit einem Therapeuten oder Coach können helfen, das emotionale Gleichgewicht zu wahren.

4. **Achtsamkeit und Entspannungstechniken**: Achtsamkeit hilft Ihnen, im Moment zu bleiben und sich nicht in Sorgen über

die Zukunft zu verlieren. Yoga, progressive Muskelentspannung oder einfaches tiefes Atmen können zur Entspannung beitragen.

- o **Tipp**: Planen Sie regelmäßig Zeit für Achtsamkeits- oder Entspannungsübungen ein, um sich selbst zu stärken und innere Ruhe zu finden.

Unterstützungsnetzwerke aufbauen: Pflegegruppen, Beratung und Familienunterstützung

Ein starkes Unterstützungsnetzwerk kann für pflegende Angehörige eine enorme Erleichterung sein. Es bietet nicht nur praktische Hilfe, sondern auch emotionalen Rückhalt und Verständnis.

1. **Familie und Freunde einbeziehen**: Angehörige müssen oft lernen, aktiv Unterstützung zu suchen und anzunehmen. Familie und Freunde können bei Alltagsaufgaben helfen oder auch einfach nur ein offenes Ohr bieten.

   - o **Tipp**: Machen Sie eine Liste der Aufgaben, bei denen Sie Unterstützung benötigen, und verteilen Sie diese auf die Personen, die Ihnen helfen können. Oft sind Menschen bereit zu helfen, wissen aber nicht genau, wie.

2. **Selbsthilfegruppen und Austausch mit anderen Betroffenen**: In Selbsthilfegruppen treffen Sie Menschen, die ähnliche Erfahrungen machen. Hier können Sie sich austauschen und Tipps bekommen, wie andere den Alltag bewältigen.

- o **Tipp**: Schließen Sie sich einer Selbsthilfegruppe an – entweder vor Ort oder online. Manche Gruppen bieten auch spezielle Beratung durch erfahrene Pflegekräfte an.

3. **Professionelle Pflegeberatung**: Viele Regionen bieten Pflegeberatung für Angehörige an. Hier können Sie sich über finanzielle Unterstützung, Pflegeleistungen und Entlastungsmöglichkeiten informieren.

   - o **Tipp**: Wenden Sie sich an Pflegeberatungsstellen oder informieren Sie sich bei Ihrer Krankenkasse über verfügbare Hilfen und Leistungen.

4. **Pausen und Vertretungspflege organisieren**: Pflegebedürftige Angehörige haben oft Anspruch auf Vertretungspflege, die es Ihnen ermöglicht, Auszeiten zu nehmen, ohne sich um die Versorgung sorgen zu müssen.

   - o **Tipp**: Planen Sie regelmäßige „Pflegeauszeiten" ein, um sich zu erholen. Auch Kurzzeitpflegeeinrichtungen oder ambulante Pflegekräfte können helfen, wenn Sie eine längere Auszeit benötigen.

5. **Pflegekurse besuchen**: In Pflegekursen lernen Sie hilfreiche Techniken und Tipps für den Alltag mit Demenzkranken. Das kann Ihnen nicht nur den Alltag erleichtern, sondern auch Ihr Selbstvertrauen stärken.

   - o **Tipp**: Informieren Sie sich bei örtlichen Pflegeanbietern oder Organisationen wie dem Deutschen Roten Kreuz über Pflegekurse und Online-Schulungen.

Abschließende Gedanken

Den Umgang mit der Diagnose eines demenzkranken Angehörigen zu lernen, ist ein Prozess, der Zeit und Geduld erfordert. Trauer, Angst und Schuldgefühle sind normale Reaktionen, und es ist wichtig, diese Gefühle ernst zu nehmen. Durch Selbstfürsorge und den Aufbau eines stabilen Unterstützungsnetzwerks können Sie emotional stabil bleiben und auch langfristig für Ihren Angehörigen da sein.

Vergessen Sie nicht, dass Sie nicht alleine sind – es gibt zahlreiche Angebote und Menschen, die Sie unterstützen können. Sie leisten bereits sehr viel, indem Sie für Ihren Angehörigen da sind, aber denken Sie auch daran, dass Sie selbst ebenfalls Unterstützung und Fürsorge verdienen.

Der Verlust der kognitiven Fähigkeiten macht die Kommunikation mit Menschen mit Demenz oft herausfordernd. Doch mit dem richtigen Ansatz kann eine verständnisvolle und wertschätzende Kommunikation möglich sein, die Vertrauen und eine gute Beziehung stärkt. Dieses Kapitel widmet sich verschiedenen Aspekten der Kommunikation und gibt praktische Tipps, um eine harmonische Interaktion zu fördern, Missverständnisse zu vermeiden und Menschen mit Demenz auf respektvolle Weise zu begleiten.

Verständnisvolle Kommunikation: Tipps, um Missverständnisse zu vermeiden

Menschen mit Demenz haben oft Schwierigkeiten, Gesagtes zu verstehen oder Erinnerungen abzurufen. Eine klare und einfache Kommunikation kann helfen, Missverständnisse zu vermeiden und den Alltag zu erleichtern.

1. **Einfache Sprache verwenden**: Sprechen Sie in kurzen, einfachen Sätzen und vermeiden Sie komplexe Anweisungen oder lange Erklärungen. Zu viele Informationen auf einmal können überfordern.
   - **Tipp**: Verwenden Sie klare, präzise Worte und geben Sie nur eine Information auf einmal. Zum Beispiel: „Wir essen jetzt" anstatt „Ich habe das Mittagessen fertig, du kannst dich schon an den Tisch setzen."

2. **Geduldig bleiben und Pausen einlegen**: Menschen mit Demenz brauchen oft länger, um zu verstehen, was gesagt

wurde. Lassen Sie ihnen genügend Zeit zur Reaktion.

- o **Tipp**: Versuchen Sie, Pausen nach Fragen oder Aussagen zu machen und warten Sie, ohne die Antwort zu beschleunigen oder ungeduldig zu wirken.

3. **Fragen richtig stellen**: Statt offener Fragen, die oft überfordernd wirken, können Sie gezielte, einfache Fragen stellen.

- o **Tipp**: Anstatt „Was möchtest du heute machen?", könnten Sie fragen: „Möchtest du einen Spaziergang machen oder ein Buch lesen?" Diese Wahlmöglichkeiten helfen, Entscheidungen zu treffen.

4. **Wiederholungen vermeiden**: Ständige Wiederholungen desselben Satzes können bei Menschen mit Demenz Frustration auslösen. Versuchen Sie stattdessen, Ihre Aussage leicht anders zu formulieren, falls sie nicht verstanden wurde.
- o **Tipp**: Finden Sie alternative Formulierungen und achten Sie darauf, ob bestimmte Worte oder Sätze besser verstanden werden.

Auf Augenhöhe bleiben: Strategien für respektvollen Umgang und Beziehungspflege

Der respektvolle Umgang mit Menschen mit Demenz ist entscheidend für eine gute Beziehung und das Wohlbefinden beider Seiten. Es ist wichtig, die Person und ihre Würde zu wahren und sie trotz der Erkrankung als vollwertigen Gesprächspartner zu behandeln.

1. **Vermeiden Sie herablassendes Verhalten**: Oft wird unbewusst eine „Erwachsenen-Kind-Rolle" eingenommen. Auch wenn der Erkrankte Unterstützung benötigt, sollte dies nie auf herablassende Weise kommuniziert werden.

   o **Tipp**: Sprechen Sie mit einer freundlichen und einfühlsamen Stimme, ohne zu belehren oder zu bevormunden.

2. **Personenorientierte Ansprache**: Sprechen Sie die betroffene Person mit Namen an und erinnern Sie sie daran, dass Sie an ihrem Wohl interessiert sind.

   o **Tipp**: Verwenden Sie liebevolle, vertraute Anredeformen. Ein „Wie geht es dir heute, Anna?" wirkt einfühlsamer als allgemeine oder formelle Formulierungen.

3. **Aktives Zuhören**: Seien Sie aufmerksam und geben Sie der Person das Gefühl, dass sie gehört und verstanden wird. Wiederholen Sie gegebenenfalls das Gesagte in eigenen Worten, um zu zeigen, dass Sie sie ernst nehmen.

   o **Tipp**: Durch das Spiegeln von Aussagen, wie „Du möchtest also lieber spazieren gehen", vermitteln Sie Aufmerksamkeit und Respekt.

4. **Geduld zeigen und Verständnis signalisieren**: Der Verlauf der Demenz kann zu Verwirrung und langsamen Reaktionen führen. Geduld und ein respektvolles Verhalten geben Sicherheit.

o **Tipp**: Vermeiden Sie zu korrigieren oder die Realität zu „richtigzustellen". Auch wenn etwas nicht stimmt, ist es oft besser, die Wahrnehmung des Betroffenen zu akzeptieren.

Nonverbale Kommunikation: Körpersprache, Mimik und Augenkontakt als Schlüssel

Oft ist die nonverbale Kommunikation bei Menschen mit Demenz wirksamer als Worte. Durch eine freundliche Körpersprache und ein offenes Auftreten können Sie oft mehr vermitteln als durch gesprochene Sprache.

1. **Offene Körperhaltung**: Eine offene, zugewandte Körperhaltung vermittelt Ruhe und Sicherheit. Vermeiden Sie verschränkte Arme oder eine abgewandte Körperhaltung.

   o **Tipp**: Setzen Sie sich auf Augenhöhe, besonders wenn die Person sitzt oder liegt. Das gibt ihr das Gefühl, auf derselben Ebene zu sein.

2. **Freundliche Mimik und Blickkontakt**: Ein Lächeln und ein freundlicher Gesichtsausdruck geben dem Gegenüber das Gefühl, willkommen und akzeptiert zu sein. Blickkontakt signalisiert Aufmerksamkeit und Interesse.

   o **Tipp**: Halten Sie den Blickkontakt sanft und achten Sie darauf, dass Ihr Gesichtsausdruck beruhigend wirkt. Ein warmes Lächeln kann mehr sagen als viele Worte.

3. **Berührung als Mittel der Kommunikation**: Berührungen können viel Trost spenden, wenn sie behutsam eingesetzt werden. Das leichte Berühren der Hand oder das Halten der Schulter kann beruhigend wirken.

    o **Tipp**: Seien Sie jedoch vorsichtig und achten Sie darauf, wie die Person darauf reagiert. Manche Menschen mögen Berührungen nicht und könnten sich unwohl fühlen.

4. **Spiegeln der Körpersprache**: Wenn Sie ähnliche Bewegungen wie Ihr Gegenüber ausführen, kann das zu einer harmonischen Atmosphäre beitragen und Nähe erzeugen.

    o **Tipp**: Nutzen Sie das Spiegeln der Körpersprache nur subtil. Es soll unaufdringlich wirken und nicht nachgeahmt.

Umgang mit Sprachverlust und Verwirrtheit: Praktische Ratschläge für herausfordernde Momente

Im Verlauf einer Demenzerkrankung kann es vermehrt zu Sprachverlust und Verwirrtheit kommen, was die Kommunikation erschwert. Hier sind praktische Tipps, um damit umzugehen:

1. **Ruhe bewahren und geduldig bleiben**: In Momenten der Verwirrtheit oder des Sprachverlusts ist Geduld der Schlüssel. Ein ruhiger Umgangston hilft, die Situation zu entschärfen.

    o **Tipp**: Sprechen Sie langsam und deutlich. Halten Sie Augenkontakt und warten Sie, bis die Person bereit ist zu reagieren.

2. **Einfühlsam mit Sprachverlust umgehen**: Wenn jemand Schwierigkeiten hat, Worte zu finden, unterbrechen Sie nicht und lassen Sie die Person Zeit. Ermutigen Sie sie, sich auszudrücken, ohne sie zu drängen.

   - **Tipp**: Reagieren Sie verständnisvoll und versuchen Sie, nicht direkt zu korrigieren oder zu verbessern.

3. **Verwirrung respektvoll begegnen**: Wenn der Demenzbetroffene Dinge verwechselt oder in der Vergangenheit lebt, sollten Sie diese Wahrnehmung respektieren. Versuchen Sie, in die „Realität" der Person einzutauchen, statt sie zu korrigieren.

   - **Tipp**: Wenn jemand fragt: „Wann kommt Mama nach Hause?" könnten Sie antworten: „Ich bin sicher, sie denkt gerade an dich." Diese Formulierung zeigt, dass Sie auf das Bedürfnis nach Zuwendung eingehen.

4. **Hilfsmittel nutzen**: Fotos, bekannte Gegenstände oder einfache Karten mit häufig benutzten Wörtern können helfen, eine Unterhaltung aufrechtzuerhalten. Sie bieten der Person eine visuelle Stütze und erleichtern das Erinnern.

   - **Tipp**: Halten Sie ein Fotoalbum bereit oder erstellen Sie kleine Erinnerungshilfen, die die Kommunikation unterstützen.

Abschließende Gedanken

Die Kommunikation mit Menschen mit Demenz erfordert Einfühlungsvermögen, Geduld und Kreativität. Oft sind es nicht die Worte, sondern das Verständnis und die Wertschätzung, die eine echte Verbindung ermöglichen. Indem Sie klare und respektvolle Kommunikationstechniken anwenden und sich auf die nonverbalen Signale konzentrieren, können Sie eine Atmosphäre schaffen, in der die betroffene Person sich sicher und angenommen fühlt.

Durch diese achtsame Herangehensweise bauen Sie Vertrauen auf und fördern eine authentische Beziehung, die den Umgang mit den Herausforderungen der Demenz erleichtert.

Kapitel 4: Praktische Pflege

Die Pflege von Menschen mit Demenz ist eine herausfordernde Aufgabe, die besondere Achtsamkeit und Planung erfordert. Dieses Kapitel konzentriert sich auf die praktischen Aspekte der Pflege, die den Alltag erleichtern können, und gibt wertvolle Tipps zur Unterstützung bei täglichen Aktivitäten, Ernährung, Medikamentenmanagement und Sicherheit im Haushalt. Ziel ist es, das Wohlbefinden der betroffenen Person zu fördern und für die Pflegenden den Alltag zu erleichtern.

Alltagsaktivitäten erleichtern: Anziehen, Körperpflege und Essen

Menschen mit Demenz benötigen oft Unterstützung bei alltäglichen Aktivitäten wie dem Anziehen, der Körperpflege und beim Essen. Diese Routineaufgaben können herausfordernd sein, aber mit der richtigen Herangehensweise lassen sie sich erheblich erleichtern.

1. **Anziehen**: Um das Anziehen zu erleichtern, ist es hilfreich, eine klare und einfache Routine zu etablieren.

    - **Tipp**: Bereiten Sie die Kleidung in der richtigen Reihenfolge vor und beschränken Sie die Auswahl, um Überforderung zu vermeiden. Legen Sie die Kleidung so hin, dass die Person sie einfach greifen kann.

    - **Tipp**: Verwenden Sie Kleidung mit einfachen Verschlüssen wie Klettverschlüssen oder Reißverschlüssen anstelle von Knöpfen. Vermeiden Sie enge

Kleidungsstücke und achten Sie auf weiche Stoffe.

2. **Körperpflege**: Die Körperpflege kann für Menschen mit Demenz oft verwirrend sein. Ein strukturiertes Vorgehen schafft Sicherheit und Routine.

   o **Tipp**: Sprechen Sie ruhig und erklären Sie jeden Schritt der Körperpflege, während Sie ihn durchführen. Ein entspannendes, warmes Bad am Abend kann helfen, Unruhe zu lindern.

   o **Tipp**: Verwenden Sie Pflegeprodukte, die die betroffene Person früher gerne benutzt hat, um eine vertraute Atmosphäre zu schaffen. Musik kann bei der Körperpflege eine beruhigende Wirkung haben.

3. **Essen**: Menschen mit Demenz verlieren manchmal das Interesse am Essen oder vergessen zu essen. Das Einrichten einer entspannten und ansprechenden Essensumgebung kann helfen.

   o **Tipp**: Bieten Sie kleine, überschaubare Mahlzeiten und Fingerfood an, um den Essprozess zu erleichtern. Verwenden Sie farbenfrohes Geschirr, das sich klar vom Tisch abhebt, um das Essen optisch ansprechend zu gestalten.

   o **Tipp**: Lassen Sie die Person möglichst selbstständig essen und unterstützen Sie sie, wenn nötig. Das Gefühl der Autonomie kann helfen, das Interesse am Essen zu erhalten.

Ernährung und Gesundheit: Tipps für eine ausgewogene Ernährung und spezielle Bedürfnisse

Eine ausgewogene Ernährung ist für Menschen mit Demenz besonders wichtig, da sie den Körper stärkt und das Wohlbefinden fördert. Viele Demenzkranke entwickeln jedoch veränderte Essgewohnheiten oder verlieren das Interesse an bestimmten Lebensmitteln. Hier sind einige Tipps, wie Sie für eine gesunde Ernährung sorgen können:

1. **Nährstoffreiche Mahlzeiten**: Achten Sie darauf, dass die Mahlzeiten ausreichend Vitamine, Mineralstoffe und Ballaststoffe enthalten, um die allgemeine Gesundheit zu fördern.

   - **Tipp**: Planen Sie Mahlzeiten mit frischem Obst und Gemüse, Vollkornprodukten und magerem Eiweiß wie Fisch oder Hühnchen. Fettreiche Speisen und Zucker sollten vermieden werden, da sie die Energie nur kurzfristig steigern.

2. **Hydration**: Viele Menschen mit Demenz trinken zu wenig, was zu Dehydrierung und Verwirrtheit führen kann. Achten Sie darauf, dass ausreichend Flüssigkeit aufgenommen wird.

   - **Tipp**: Stellen Sie Wasser, ungesüßten Tee oder Fruchtschorlen in Sichtweite auf und erinnern Sie die Person daran, regelmäßig zu trinken. Ein Trinkplan kann ebenfalls hilfreich sein.

3. **Spezielle Bedürfnisse berücksichtigen**: Manche Menschen mit Demenz haben Schwierigkeiten beim Kauen oder

Schlucken, was das Essen erschwert.

- o **Tipp**: Weiche, pürierte Lebensmittel und kleine Portionen können das Essen erleichtern. Vermeiden Sie Lebensmittel, die schwer zu kauen oder zu schlucken sind, wie große Fleischstücke oder zähe Rohkost.

4. **Vertraute Lebensmittel verwenden**: Vertraute Speisen können Appetit und Freude am Essen fördern.

- o **Tipp**: Bereiten Sie Gerichte zu, die die betroffene Person früher gern gegessen hat. Achten Sie jedoch auf eine ausgewogene Nährstoffverteilung.

Medikamentenmanagement: Organisation und Erinnerungshilfen

Ein effektives Medikamentenmanagement ist essenziell, um die Gesundheit und das Wohlbefinden von Menschen mit Demenz zu erhalten. Oft fällt es schwer, den Überblick über die Medikamenteneinnahme zu behalten. Eine strukturierte Organisation und Erinnerungshilfen können dabei helfen, die regelmäßige Einnahme sicherzustellen.

1. **Medikamentenplan erstellen**: Ein klar strukturierter Medikamentenplan zeigt genau, welches Medikament zu welcher Zeit eingenommen werden soll.

- o **Tipp**: Listen Sie alle Medikamente, Dosierungen und Einnahmezeiten auf. Ein wöchentlicher Medikamentenplan kann die Übersicht verbessern und hilft

Pflegekräften, bei der Einnahme zu unterstützen.

2. **Erinnerungshilfen nutzen**: Elektronische Erinnerungen oder Pillenboxen mit Tages- und Zeiteinteilung erleichtern die regelmäßige Einnahme.

   - **Tipp**: Verwenden Sie eine digitale Erinnerung, z. B. einen Wecker oder eine App, die zu bestimmten Zeiten an die Einnahme erinnert. Eine Pillenbox mit Einzelfächern für jeden Tag kann ebenfalls hilfreich sein.

3. **Koordination mit dem Arzt**: Sprechen Sie regelmäßig mit dem behandelnden Arzt über die Medikamente und prüfen Sie, ob bestimmte Medikamente eventuell abgesetzt oder ersetzt werden können.

   - **Tipp**: Halten Sie alle Medikamentenverordnungen schriftlich fest und lassen Sie die Einnahme regelmäßig ärztlich überprüfen.

4. **Verträglichkeit beobachten**: Menschen mit Demenz reagieren möglicherweise empfindlicher auf bestimmte Medikamente oder Nebenwirkungen.

   - **Tipp**: Beobachten Sie, wie die betroffene Person auf die Medikamente reagiert, und sprechen Sie mit dem Arzt über mögliche Nebenwirkungen oder alternative Präparate.

Sicherheit im Alltag: Tipps zur Sturzvermeidung, sichere Umgebung, Brandschutz

Sicherheitsmaßnahmen sind entscheidend, um das Verletzungsrisiko im Alltag zu minimieren und eine sichere Umgebung für Menschen mit Demenz zu schaffen. Da Menschen mit Demenz oft Orientierung verlieren oder ihre Umgebung anders wahrnehmen, ist es wichtig, Gefahrenquellen zu erkennen und zu beseitigen.

1. **Sturzvermeidung**: Stürze sind eine der häufigsten Verletzungsursachen bei älteren Menschen und können schwerwiegende Folgen haben.

   o **Tipp**: Entfernen Sie lose Teppiche und Kabel, um Stolperfallen zu vermeiden. Rutschfeste Matten in Bad und Dusche bieten zusätzlichen Halt. Haltegriffe und Handläufe im Badezimmer und an Treppen erhöhen die Sicherheit.

   o **Tipp**: Achten Sie auf ausreichend Beleuchtung in allen Räumen, besonders nachts, um Orientierung zu gewährleisten.

2. **Brandschutz**: Menschen mit Demenz können Gefahrensituationen oft nicht mehr richtig einschätzen. Ein umfassender Brandschutz ist daher sehr wichtig.

   o **Tipp**: Installieren Sie Rauchmelder in der Wohnung und testen Sie diese regelmäßig. Überlegen Sie, ob das Abschalten bestimmter Geräte sinnvoll ist, oder verwenden Sie Geräte mit automatischer

Abschaltung.

- o **Tipp**: Stellen Sie sicher, dass der Zugang zu Streich-hölzern, Feuerzeugen und gefährlichen Geräten eingeschränkt ist.

3. **Sichere Umgebung schaffen**: Gestalten Sie die Wohnung so, dass der Alltag für die betroffene Person übersichtlich und klar strukturiert ist.

- o **Tipp**: Entfernen Sie unnötige Gegenstände, um den Raum klar und aufgeräumt zu halten. Klare Kenn-zeichnungen, z. B. mit Bildern oder Farben, können Orientierung geben. Scharfe oder zerbrechliche Ge-genstände sollten außer Reichweite gelagert wer-den.

4. **Notfallvorsorge**: Stellen Sie sicher, dass Notfallnummern und wichtige Informationen jederzeit zugänglich sind. Ein Hausnotrufsystem kann zusätzlichen Schutz bieten.

- o **Tipp**: Bringen Sie die Notfallnummern sichtbar an und legen Sie eine Liste mit Telefonnummern von Angehörigen und dem Arzt bereit. Ein Notrufarm-band oder eine Notrufkette kann im Ernstfall eine schnelle Hilfe ermöglichen.

Abschließende Gedanken

Die praktische Pflege von Menschen mit Demenz erfordert sowohl strukturelle Anpassungen als auch emotionale Achtsamkeit. Indem Sie den Alltag strukturieren und eine sichere Umgebung schaffen, können Sie den Pflegealltag nicht nur erleichtern, sondern auch die Lebensqualität des Betroffenen verbessern. Mit einer einfühlsamen und gut organisierten Pflege tragen Sie dazu bei, dass sich die betroffene Person sicher und umsorgt fühlt, und entlasten gleichzeitig sich selbst als pflegender Angehöriger.

Eine klare und regelmäßige Struktur im Alltag kann für Menschen mit Demenz von großem Vorteil sein. Routinen, feste Abläufe und Aktivitäten helfen, Orientierung und Stabilität zu geben, und sie schaffen Verlässlichkeit in einer Welt, die zunehmend verwirrend wird. In diesem Kapitel werden Strategien vorgestellt, um den Tagesablauf sinnvoll zu strukturieren. Es geht darum, wie Routinen entwickelt werden, welche Aktivitäten geeignet sind und wie Rituale Verlässlichkeit und Sicherheit schaffen können.

Routinen entwickeln: Wie Routinen beruhigend wirken können

Für Menschen mit Demenz ist ein geregelter Tagesablauf besonders wichtig, da Routinen Sicherheit geben und Ängste reduzieren können. Durch wiederkehrende Abläufe wissen sie besser, was als Nächstes kommt, was ihnen Orientierung bietet.

1. **Bedeutung von Routinen**: Wiederkehrende Tagesabläufe fördern die Eigenständigkeit und das Gefühl der Kontrolle über den Alltag.

   o **Tipp**: Versuchen Sie, täglich ähnliche Abläufe einzuhalten, z. B. zur gleichen Zeit aufstehen, Mahlzeiten und Freizeitaktivitäten planen. Auch kleine Rituale wie ein Tee am Nachmittag oder eine Morgenroutine tragen dazu bei.

2. **Individuelle Anpassung**: Jede Person ist einzigartig, und Routinen sollten an die Bedürfnisse und Vorlieben des

Betroffenen angepasst werden.

- o **Tipp**: Erstellen Sie einen Plan, der Aktivitäten beinhaltet, die der Person Freude bereiten. Für Frühaufsteher könnte ein Morgen-Spaziergang Teil der Routine sein, während Nachmittagsruhe für andere wichtiger ist.

3. **Rituale für den Übergang zwischen Tagesphasen**: Spezifische Rituale helfen, den Tag in überschaubare Abschnitte zu gliedern.

- o **Tipp**: Ein kleiner Spaziergang nach dem Mittagessen oder ein gemeinsames Singen vor dem Schlafengehen signalisieren, dass ein neuer Tagesabschnitt beginnt. Dies erleichtert es, Übergänge fließend zu gestalten und Unruhe zu vermeiden.

4. **Flexibilität bewahren**: Auch wenn Routinen wichtig sind, sollte Flexibilität gewahrt bleiben. Veränderungen sind unvermeidlich und können bei Bedarf sanft eingeführt werden.

- o **Tipp**: Wenn eine Aktivität einmal nicht möglich ist, sollten Sie eine ähnliche Ersatzaktivität anbieten, die ebenfalls Struktur bietet. Zum Beispiel könnte bei Regen ein Buch gelesen werden anstelle eines Spaziergangs.

Aktivitäten und Beschäftigungen: Geeignete Hobbys und Tagesprogramme

Aktivitäten und Beschäftigungen bieten nicht nur Ablenkung, sondern fördern das Wohlbefinden und geben Menschen mit Demenz die Möglichkeit, sich sinnvoll zu beschäftigen. Die Wahl der Aktivität sollte an die Interessen und Fähigkeiten des Betroffenen angepasst werden.

1. **Kreative Beschäftigungen**: Kreative Aktivitäten wie Malen, Basteln oder Musizieren bieten oft einen Zugang zur emotionalen Welt und fördern Ausdruck und Wohlbefinden.

   - **Tipp**: Fördern Sie einfache, kreative Aktivitäten, die keine großen Fertigkeiten erfordern. Einfache Aquarellmalereien oder das Bemalen von Steinen können schon viel Freude bringen. Musik und gemeinsames Singen sind ebenfalls beliebte und positive Aktivitäten.

2. **Körperliche Bewegung**: Bewegung ist nicht nur gut für die körperliche Gesundheit, sondern verbessert auch die Stimmung und fördert das Erinnerungsvermögen.

   - **Tipp**: Gezielte Übungen wie Gymnastik, Tanzen oder Spaziergänge bieten eine wertvolle Abwechslung. Auch Gartenarbeit oder leichte Haushaltstätigkeiten wie Staubwischen oder Falten von Wäsche sind gute Alternativen, die Bewegung und Sinnstiftung vereinen.

3. **Kognitive Stimulation**: Gehirntraining und Gedächtnisübungen halten die kognitiven Fähigkeiten aktiv und geben Betroffenen das Gefühl, herausgefordert zu werden.

    o **Tipp**: Nutzen Sie Rätsel, einfache Spiele oder Gedächtnisübungen. Spiele wie Memory oder einfache Puzzles sind gut geeignet. Auch das gemeinsame Anschauen von Fotoalben und Erzählen alter Geschichten kann eine positive Wirkung haben.

4. **Soziale Interaktion**: Menschen mit Demenz profitieren von sozialer Interaktion und gemeinschaftlichen Aktivitäten. Diese geben das Gefühl von Zugehörigkeit und wirken der Isolation entgegen.

    o **Tipp**: Planen Sie regelmäßige Besuche von Familienmitgliedern oder nehmen Sie an Gruppentreffen in Pflegeeinrichtungen teil. Auch die Teilnahme an kleinen Gruppenaktivitäten, wie dem Besuch eines Cafés, kann die Stimmung heben und das Wohlbefinden fördern.

5. **Sinnvolle Alltagsaktivitäten**: Menschen mit Demenz können oft noch einfache Haushaltsaktivitäten durchführen, was ihnen ein Gefühl von Eigenständigkeit gibt.

    o **Tipp**: Lassen Sie die betroffene Person einfache Aufgaben übernehmen, wie das Gießen von Blumen, das Abwischen des Tisches oder das Zusammenlegen von Wäsche. Solche Aufgaben geben das Gefühl, eine sinnvolle Rolle zu haben.

Feste Rituale schaffen: Tagesabläufe für Verlässlichkeit und Sicherheit

Feste Rituale und wiederkehrende Tagesabläufe schaffen eine verlässliche Struktur, die Menschen mit Demenz Orientierung und Sicherheit bietet. Das Wissen um ein festes Ritual gibt eine Art Zeitrahmen und Sicherheit.

1. **Morgen- und Abendrituale**: Der Tag beginnt und endet besser, wenn bestimmte Rituale eingehalten werden. Ein fester Morgenablauf, wie das Waschen und Anziehen in einer bestimmten Reihenfolge, kann helfen, den Tag ruhig zu beginnen.

   o **Tipp**: Beginnen Sie den Tag immer mit demselben Ablauf, z. B. einem ruhigen Frühstück, gefolgt von einer kurzen Aktivität wie dem Zeitunglesen. Ein Abendritual, wie das Hören beruhigender Musik, das Vorlesen oder das Anschauen alter Fotos, kann zur Entspannung beitragen und den Schlaf fördern.

2. **Essensrituale**: Regelmäßige Mahlzeiten zu festen Zeiten bieten Orientierung und Struktur.

   o **Tipp**: Gestalten Sie die Mahlzeiten als kleine Rituale. Beginnen Sie jede Mahlzeit mit einem gemeinsamen Moment des Dankes oder einem kleinen Tischgebet, wenn dies früher Teil des Lebens des Betroffenen war. Dies schafft ein vertrautes Gefühl und stärkt die Verbindung zu früheren Gewohnheiten.

3. **Spezielle Wochenrituale**: Neben täglichen Ritualen können auch wöchentliche Rituale ein fester Bestandteil werden.

   - o **Tipp**: Ein „Sonntagsfrühstück" oder ein regelmäßiger Besuch eines bestimmten Parks am Samstag geben dem Wochenverlauf eine Struktur. Solche fixen Rituale schaffen nicht nur Orientierung, sondern geben auch etwas, worauf sich die Person freuen kann.

4. **Jahreszeitliche Rituale**: Traditionen und Jahreszeiten bieten viele Möglichkeiten, kleine Rituale zu schaffen, die Erinnerungen wecken und das Gefühl von Normalität fördern.

   - o **Tipp**: Feiern Sie Feiertage und saisonale Feste in einfacher, ruhiger Form. Ein selbstgebastelter Adventskranz im Winter, ein Spaziergang im Herbstlaub oder ein kleines Frühlingspflanzenprojekt bieten Abwechslung und Erinnerungen an frühere Zeiten.

5. **Rituale zur emotionalen Unterstützung**: Es kann auch hilfreich sein, bestimmte Rituale zu entwickeln, um der betroffenen Person Sicherheit und emotionale Unterstützung zu geben.

   - o **Tipp**: Nutzen Sie bestimmte beruhigende Worte oder Gesten, die täglich wiederholt werden. Zum Beispiel kann ein kurzes Gedicht, das am Abend zusammen rezitiert wird, oder ein Händedruck vor dem Einschlafen eine tröstende Routine sein.

Abschließende Gedanken

Struktur und Rituale sind der Schlüssel zu einem harmonischen Alltag mit Menschen mit Demenz. Durch wiederkehrende Abläufe und liebevoll gestaltete Rituale können Sie Vertrauen und Sicherheit geben und die Eigenständigkeit und Lebensqualität der betroffenen Person stärken. Eine gut durchdachte Tagesstruktur unterstützt nicht nur das Wohlbefinden des Menschen mit Demenz, sondern entlastet auch Sie als Angehörigen oder Pflegenden, indem sie eine klare Linie im Alltag schafft. Indem Sie auf Routinen, passende Aktivitäten und feste Rituale setzen, schaffen Sie eine Atmosphäre von Stabilität und Vertrautheit – ein sicherer Anker im oft stürmischen Verlauf der Krankheit.

Der Umgang mit den herausfordernden Verhaltensweisen von Menschen mit Demenz kann eine echte Belastungsprobe für Angehörige und Betreuer sein. Situationen wie Aggression, Verwirrung, Unruhe und Schlafstörungen sind nicht nur anstrengend, sondern können auch emotionale und physische Ressourcen fordern. In diesem Kapitel lernen Sie Strategien kennen, um auf solche Verhaltensweisen gelassen und souverän zu reagieren, um eine entspannte und unterstützende Umgebung zu schaffen und die Bedürfnisse der Betroffenen besser zu verstehen.

Aggression und Wut: Ursachen verstehen und deeskalieren

Aggression und Wutausbrüche sind häufige Symptome bei Demenz und oft eine Reaktion auf Frustration, Überforderung oder Angst. Es ist wichtig, zu verstehen, dass Aggressionen nicht gegen Sie persönlich gerichtet sind, sondern Ausdruck innerer Unsicherheiten und Unwohlseins.

1. **Ursachen verstehen**: Aggressive Reaktionen können durch körperliche Beschwerden, Überforderung, Reizüberflutung oder das Gefühl des Kontrollverlusts ausgelöst werden.

   o **Tipp**: Versuchen Sie, mögliche Ursachen auszumachen. Gibt es physische Beschwerden wie Schmerzen, Hunger oder Müdigkeit, die die Aggression auslösen könnten? Das Erkennen solcher Auslöser ist der erste Schritt zur Lösung.

2. **Ruhe bewahren und deeskalieren**: Bleiben Sie in Situationen mit Wut oder Aggression ruhig und vermeiden Sie hektische Bewegungen oder lautes Sprechen, da dies die Situation verschlimmern kann.

   o **Tipp**: Sprechen Sie leise und beruhigend. Vermeiden Sie direkte Konfrontationen und versuchen Sie stattdessen, die Person auf ein anderes Thema zu lenken. Ein Satz wie „Ich bin da, um dir zu helfen" kann beruhigend wirken.

3. **Körpersprache nutzen**: Nonverbale Signale wie eine offene Körperhaltung, ein sanfter Blick und eine entspannte Mimik können beruhigend wirken.

   o **Tipp**: Achten Sie darauf, nicht bedrohlich zu wirken. Vermeiden Sie es, zu nahe zu kommen, wenn die Person aggressiv wirkt, und zeigen Sie eine offene, beruhigende Haltung.

4. **Ablenkung schaffen**: Ablenkungen wie das Anschauen von Fotos oder das Hören von Musik können helfen, Spannung abzubauen.

   o **Tipp**: Finden Sie Aktivitäten, die der Person Freude bereiten und sie von der angespannten Situation ablenken. Ein Spaziergang oder eine leichte Beschäftigung, die sie gerne tut, kann helfen, die Stimmung zu beruhigen.

5. **Schutz und Abgrenzung**: In Fällen, in denen die Aggression zu stark wird, setzen Sie sanft aber bestimmt Grenzen.

- o **Tipp**: Wenn nötig, entfernen Sie sich kurz aus der Situation, um sich zu beruhigen und wiederzukehren, wenn sich auch die betroffene Person etwas beruhigt hat. Eine klare und ruhige Ansage kann dabei helfen.

Verwirrung und Orientierungslosigkeit: Strategien zur Beruhigung und Unterstützung

Verwirrung und Orientierungslosigkeit sind typische Symptome von Demenz und können bei den Betroffenen zu Angst und Panik führen. Sie fühlen sich oft verloren und verstehen nicht, wo sie sind oder was gerade passiert.

1. **Vertrautheit und Wiedererkennung schaffen**: Vertraute Gegenstände und Erinnerungsstücke können Orientierung geben und ein Gefühl von Sicherheit schaffen.

   - o **Tipp**: Halten Sie Familienfotos oder persönliche Gegenstände sichtbar und platzieren Sie diese in der Umgebung. Auch vertraute Gerüche oder bestimmte Musikstücke, die positive Erinnerungen wecken, können beruhigend wirken.

2. **Beruhigend auf die Umgebung hinweisen**: Wenn die Person desorientiert ist, helfen kurze, beruhigende Sätze, um sie an ihre Umgebung zu erinnern.

   - o **Tipp**: Sagen Sie in ruhigem Ton: „Du bist zu Hause, alles ist gut." Vermeiden Sie es, die Person zu korrigieren oder in Diskussionen zu verwickeln, wenn sie sich in einer anderen Zeit oder Realität befindet.

3. **Sanfte Ablenkung schaffen**: Versuchen Sie, das Gespräch oder die Situation umzulenken, wenn die Verwirrung anhält.

    o **Tipp**: Bieten Sie eine beruhigende Aktivität wie das Anschauen von Fotos oder ein einfaches Puzzle an, um die Aufmerksamkeit sanft auf etwas anderes zu lenken.

4. **Wiederholung und Geduld**: Häufige Wiederholungen sind oft notwendig, da Menschen mit Demenz schnell vergessen, was gesagt wurde.

    o **Tipp**: Wiederholen Sie beruhigende Informationen ruhig und sanft, wenn nötig mehrfach, ohne ungeduldig zu werden. Einfach und klar formulierte Sätze helfen der Person, sich besser zurechtzufinden.

5. **Reizreduktion**: Eine ruhige, strukturierte Umgebung hilft, Verwirrung und Überforderung zu vermeiden.

    o **Tipp**: Reduzieren Sie laute Geräusche, Fernseher und hektische Bewegungen, um eine ruhige Atmosphäre zu schaffen. Ruhige Musik und sanftes Licht können zusätzlich unterstützen.

Unruhe und Wandern: Sicherer Umgang mit Bewegungsdrang

Viele Menschen mit Demenz verspüren einen Drang, umherzuwandern. Dieses Verhalten kann eine Reaktion auf Langeweile, das Bedürfnis nach Bewegung oder innere Unruhe sein und erfordert einen sicheren Umgang.

1. **Ursachen des Wanderdrangs erkennen**: Unruhe und Wanderdrang können aus Unsicherheit, Bewegungsdrang oder Überforderung resultieren.

   o **Tipp**: Beobachten Sie, ob das Wandern zu bestimmten Tageszeiten auftritt oder durch bestimmte Auslöser. Ein geregelter Tagesablauf und feste Routinen können helfen, den Drang zu mindern.

2. **Sichere Umgebung gestalten**: Wenn die Person wandern möchte, sollte die Umgebung sicher sein, um Verletzungen zu vermeiden.

   o **Tipp**: Entfernen Sie Stolperfallen und achten Sie darauf, dass alle Bereiche gut beleuchtet sind. Blockieren Sie potenziell gefährliche Bereiche, wie Treppen oder Balkone, um Sturzgefahr zu vermeiden.

3. **Bewegung einplanen**: Der Bewegungsdrang kann durch gezielte Spaziergänge oder einfache Übungen unterstützt werden.

   o **Tipp**: Planen Sie regelmäßig kleine Spaziergänge oder einfache Gymnastikübungen ein, um das Bewegungsbedürfnis der Person zu stillen und Unruhe vorzubeugen.

4. **Beruhigende Beschäftigungen anbieten**: Eine ruhige Aktivität wie das Sortieren von Gegenständen oder das Anschauen eines Buches kann helfen, den Wanderdrang zu reduzieren.

   o **Tipp**: Bieten Sie Tätigkeiten an, die die Person gerne tut und die ihr ein Gefühl von Beschäftigung und Sinn geben. Diese Ablenkungen können oft den Drang zu wandern mindern.

5. **Technische Hilfsmittel**: Wenn die Person häufig das Haus verlässt, kann ein GPS-Tracker oder Bewegungssensoren helfen, den Aufenthaltsort schnell zu ermitteln.

   o **Tipp**: Ein GPS-Tracker in der Kleidung kann in Notfällen hilfreich sein. Sensoren in der Wohnung können Sie benachrichtigen, wenn sich die Person in gefährliche Bereiche begibt.

Umgang mit Schlafstörungen: Tipps, um eine entspannte Schlafroutine zu fördern

Schlafstörungen sind ein häufiges Problem bei Menschen mit Demenz und können die Pflege sehr erschweren. Ein entspannendes Abendritual und ein geregelter Tagesablauf können dazu beitragen, den Schlaf zu verbessern.

1. **Feste Schlafenszeiten**: Regelmäßige Schlafenszeiten helfen, den Schlaf-Wach-Rhythmus zu stabilisieren.

- o **Tipp**: Versuchen Sie, dass die betroffene Person täglich zur gleichen Zeit ins Bett geht und aufsteht. Vermeiden Sie lange Nickerchen am Nachmittag, die den Schlaf in der Nacht beeinträchtigen könnten.

2. **Beruhigende Abendrituale**: Eine feste Routine vor dem Schlafengehen hilft, den Körper auf den Schlaf einzustellen.

   - o **Tipp**: Ein warmes Getränk, das Hören ruhiger Musik oder das Lesen eines Buches können helfen, die Person auf die Nachtruhe vorzubereiten und zu entspannen.

3. **Schlaffreundliche Umgebung schaffen**: Ein ruhiges, kühles und bequemes Schlafzimmer fördert guten Schlaf.

   - o **Tipp**: Achten Sie darauf, dass das Schlafzimmer frei von hellen Lichtern und lauten Geräuschen ist. Angenehme Raumtemperatur und ein bequemes Bett tragen zu einer entspannten Atmosphäre bei.

4. **Tagesaktivitäten fördern**: Körperliche Bewegung und kognitive Aktivität am Tag verbessern die Schlafqualität in der Nacht.

   - o **Tipp**: Planen Sie tagsüber leichte körperliche Aktivitäten wie Spaziergänge oder einfache Haushaltsaufgaben ein, um den natürlichen Schlaf-Wach-Rhythmus zu unterstützen.

5. **Auf Nachtaktivität vorbereitet sein**: Manche Menschen mit Demenz wachen nachts auf und benötigen Unterstützung,

um wieder einzuschlafen.

- o **Tipp**: Seien Sie darauf vorbereitet, der betroffenen Person ruhig und mit klaren Anweisungen beizustehen. Ein sanftes, wiederholtes „Alles ist gut, du kannst weiterschlafen" kann beruhigen. Vermeiden Sie Aktivitäten, die die Person weiter aufwecken würden.

Abschließende Gedanken

Der Umgang mit herausfordernden Situationen bei Demenz kann sowohl für die Betroffenen als auch für ihre Angehörigen anstrengend und emotional belastend sein. Die wichtigste Grundlage, um diese Herausforderungen zu meistern, ist ein Verständnis für die Ursachen hinter dem Verhalten und das Wissen um unterstützende Strategien. Menschen mit Demenz erleben die Welt zunehmend verwirrend und beängstigend, und das kann sich in Aggressionen, Verwirrung, Unruhe und Schlafstörungen äußern. Durch Geduld, Verständnis und eine ruhige, strukturierte Umgebung können Sie dazu beitragen, viele dieser Reaktionen abzumildern. Es ist zudem essenziell, sich als pflegender Angehöriger regelmäßig Pausen zu gönnen und Unterstützung zu suchen. Indem Sie für sich selbst sorgen und sich auf das Positive konzentrieren, können Sie Ihre eigene Kraft bewahren und eine liebevolle, unterstützende Beziehung zu Ihrem Angehörigen mit Demenz pflegen.

Kapitel 7: Unterstützende Technik und Hilfsmittel

Technologische und praktische Hilfsmittel bieten wertvolle Unterstützung im Alltag von Menschen mit Demenz und ihren Angehörigen. Von modernen Geräten, die Sicherheit bieten, über digitale Erinnerungen bis hin zu speziellen Möbeln und Pflegehilfen gibt es zahlreiche Möglichkeiten, den Alltag einfacher und sicherer zu gestalten. In diesem Kapitel werden die wichtigsten unterstützenden Techniken und Hilfsmittel vorgestellt, die die Selbstständigkeit fördern und Pflegepersonen entlasten können.

Moderne Technik im Alltag: GPS-Geräte, Tracker und Notrufsysteme

Für Menschen mit Demenz kann das Gefühl von Orientierungslosigkeit und der Verlust von Alltagsroutinen eine große Herausforderung darstellen. Technologische Hilfsmittel wie GPS-Geräte und Notrufsysteme bieten hier sowohl den Betroffenen als auch den Angehörigen Sicherheit und Orientierung.

1. **GPS-Geräte und Tracker**: GPS-Ortungsgeräte ermöglichen es, den Aufenthaltsort von Menschen mit Demenz jederzeit zu verfolgen, was bei einem ungewollten Verlassen der sicheren Umgebung hilfreich ist.

   - **Vorteile**: Mit einem GPS-Tracker können pflegende Angehörige den Aufenthaltsort der betroffenen Person in Echtzeit überwachen und im Notfall schnell handeln. Tracker sind oft in Form von Armbändern oder kleinen Anhängern erhältlich und leicht zu handhaben.

- o **Tipp**: Achten Sie darauf, dass das Gerät eine lange Akkulaufzeit hat und bei Verlust oder wenn es abgelegt wird, Sie ebenfalls benachrichtigt. Manche Modelle bieten zudem eine direkte Notruffunktion.

2. **Notrufsysteme**: Diese Geräte ermöglichen es Menschen mit Demenz, schnell und unkompliziert Hilfe anzufordern, wenn sie sich in einer bedrohlichen Situation befinden.

- o **Funktion**: Ein Knopfdruck auf das Notrufgerät reicht aus, um Angehörige oder Pflegekräfte zu benachrichtigen. Moderne Notrufsysteme sind oft mit einer Freisprechfunktion ausgestattet, sodass der Betroffene direkt kommunizieren kann.

- o **Tipp**: Platzieren Sie das Notrufsystem an leicht zugänglichen Stellen im Haus oder nutzen Sie tragbare Modelle, die direkt am Körper getragen werden können. Einige Modelle sind wasserfest und eignen sich so auch für das Badezimmer.

3. **Smarte Tür- und Bewegungssensoren**: Sensoren an Türen oder in Räumen können anzeigen, wenn die Person die Wohnung verlässt oder ungewöhnlich lange in einem Bereich verweilt.

- o **Vorteile**: Diese Sensoren sorgen für zusätzliche Sicherheit und sind besonders bei Menschen mit einem starken Bewegungsdrang hilfreich. Bei Aktivierung senden sie sofort eine Benachrichtigung an

Angehörige oder Pflegepersonen.

- o **Tipp**: Installieren Sie Sensoren an den Haupteingängen und an wichtigen Bereichen wie Treppen. So können Sie im Notfall schnell reagieren und Stürze oder das Verlassen des Hauses verhindern.

Erinnerungshilfen: Digitale Kalender und Erinnerungen für Tagesabläufe

Menschen mit Demenz vergessen häufig alltägliche Aufgaben und Termine. Digitale Hilfsmittel wie Kalender und Erinnerungen unterstützen hier dabei, eine Struktur und Routine zu schaffen.

1. **Digitale Kalender**: Diese Kalender bieten eine einfache Möglichkeit, Tagespläne und Aufgaben zu organisieren. Viele Modelle bieten eine Erinnerungsfunktion, die optisch oder akustisch auf anstehende Aktivitäten hinweist.

   - o **Vorteile**: Ein digitaler Kalender hilft, wichtige Termine im Blick zu behalten und regelmäßige Aufgaben wie das Einnehmen von Medikamenten oder Mahlzeiten zu strukturieren. Die Erinnerungen können auf Tablets, Smartphones oder speziellen Kalendergeräten eingestellt werden.

   - o **Tipp**: Verwenden Sie gut lesbare und farbcodierte Kalender, die dem Betroffenen auf einen Blick die Struktur des Tages anzeigen. Regelmäßige Erinnerungen für die wichtigsten Aktivitäten helfen, eine Routine aufzubauen und sorgen für Orientierung.

2. **Erinnerungsgeräte und Alarme**: Diese Geräte erinnern akustisch oder visuell an bestimmte Aufgaben. Einfache Alarmsysteme helfen dabei, regelmäßige Aktivitäten nicht zu vergessen, und sind leicht zu bedienen.

    o **Funktion**: Viele Geräte bieten akustische oder visuelle Signale und lassen sich für unterschiedliche Tageszeiten programmieren. Sie erinnern etwa an das Trinken, das Einnehmen von Medikamenten oder das Verlassen des Hauses.

    o **Tipp**: Platzieren Sie das Erinnerungsgerät in einem Raum, in dem die Person viel Zeit verbringt. Verwenden Sie bei Bedarf auch Sprachaufnahmen, die vertraut klingen, um eine persönliche Note hinzuzufügen.

3. **Sprachassistenzsysteme**: Sprachgesteuerte Systeme wie Alexa oder Google Assistant können als Unterstützung im Alltag dienen. Sie bieten Erinnerungen und ermöglichen eine einfache Interaktion per Sprachbefehl.

    o **Vorteile**: Diese Assistenten können an Termine erinnern, Musik abspielen oder einfache Fragen beantworten. Für Menschen mit Demenz ist die Sprachsteuerung oft intuitiver als die Bedienung eines Bildschirms.

    o **Tipp**: Richten Sie einfache, klare Sprachbefehle ein und testen Sie, welche Erinnerungen besonders hilfreich sind. So können Sie Routineaufgaben leichter in den Alltag integrieren.

Hilfsmittel für die Pflege: Geh- und Haltegriffe, spezielle Möbel und mehr

Neben der Technik sind auch physische Hilfsmittel für die Pflege von großer Bedeutung. Sie bieten Menschen mit Demenz zusätzliche Sicherheit und erleichtern das Zurechtkommen im Alltag.

1. **Geh- und Haltegriffe**: Diese Griffe werden an strategisch wichtigen Stellen wie Badezimmern oder Fluren angebracht und bieten sicheren Halt.

   - **Vorteile**: Haltegriffe geben der Person Sicherheit, insbesondere in Bereichen wie Badezimmer und Küche, wo rutschige Böden ein Risiko darstellen. Sie bieten auch den Angehörigen mehr Sicherheit beim Helfen und Begleiten.

   - **Tipp**: Installieren Sie rutschfeste Griffe und achten Sie darauf, dass sie stabil und gut erreichbar sind. Vermeiden Sie das Platzieren an Stellen, die im Notfall schwer zugänglich sind.

2. **Spezielle Möbel für mehr Komfort und Sicherheit**: Pflegebetten und komfortable, standfeste Stühle erleichtern das Aufstehen und Hinsetzen und reduzieren das Sturzrisiko.

   - **Pflegebetten**: Diese Betten sind höhenverstellbar und bieten in verschiedenen Positionen Stabilität und Unterstützung.

   - **Anti-Rutsch-Matten**: In Kombination mit Pflegebetten und Stühlen sorgen rutschfeste Matten für zusätzliche Sicherheit und verhindern Stürze.

- o **Tipp**: Achten Sie auf verstellbare Betten, die sich leicht anheben lassen, und verwenden Sie weiche, rutschfeste Matten in stark frequentierten Bereichen. Besonders in Badezimmern und Küchen sind sie hilfreich.

3. **Hilfsmittel für den Alltag**: Von speziellen Essgeschirr-Designs bis hin zu angepassten Badewannen oder Duschsitzen gibt es viele Hilfsmittel, die den Alltag erleichtern und pflegenden Angehörigen helfen.

- o **Anpassbares Geschirr**: Spezielles Geschirr und Besteck mit rutschfesten Oberflächen und ergonomischen Formen hilft Menschen mit Demenz beim selbstständigen Essen.

- o **Duschstühle und Badewannen mit Tür**: Diese erleichtern die tägliche Körperpflege und ermöglichen es den Betroffenen, sich sicher und bequem zu waschen.

- o **Tipp**: Wählen Sie Produkte, die einfach zu handhaben sind und gut zu den Bedürfnissen des Betroffenen passen. Duschstühle oder Haltegriffe sollten fest und leicht zugänglich sein.

4. **Medikamenten-Management-Systeme**: Medikamentenboxen mit Tages- und Wocheneinteilungen oder sogar elektronische Medikamentenspender unterstützen bei der regelmäßigen Einnahme.

o **Funktion**: Elektronische Medikamentenspender
  können an die Einnahmezeiten erinnern und geben
  nur die jeweilige Tagesdosis frei, was Missverständnisse und Überdosierungen verhindert.

o **Tipp**: Wählen Sie Modelle mit akustischen oder vi-
  suellen Erinnerungen, um die Aufmerksamkeit auf
  die Einnahme zu lenken. So ist eine regelmäßige
  und korrekte Einnahme gewährleistet.

5. **Sturzprävention**: Kleine Maßnahmen wie Anti-Rutsch-Matten, niedrigere Teppichkanten oder auch fest installierte
   Haltegriffe minimieren das Risiko von Stürzen im Alltag.

   o **Vorteile**: Sturzpräventive Maßnahmen senken das
     Unfallrisiko erheblich und sorgen für mehr Sicher-
     heit.

   o **Tipp**: Stellen Sie sicher, dass alle Bereiche frei von
     Stolperfallen sind. Besonders in Fluren, Badezim-
     mern und Küchen können Anti-Rutsch-Matten und
     Haltegriffe ein sicheres Umfeld schaffen.

Abschließende Gedanken

Die Vielzahl an technischen und praktischen Hilfsmitteln kann den
Alltag für Menschen mit Demenz und ihre Angehörigen deutlich
erleichtern. Sie sorgen nicht nur für zusätzliche Sicherheit, sondern
fördern auch die Selbstständigkeit und schaffen Struktur. Für pflegende Angehörige bieten diese Hilfsmittel Entlastung und ermöglichen eine bessere Pflege und Betreuung. Indem Sie moderne
Technik und angepasste Hilfsmittel gezielt einsetzen, können Sie

eine unterstützende Umgebung schaffen, in der Menschen mit Demenz bestmöglich versorgt und gleichzeitig in ihrer Selbstständigkeit gefördert werden.

Die Pflege eines demenzkranken Angehörigen kann körperlich und emotional sehr herausfordernd sein. Oft investieren Angehörige viel Zeit und Energie in die Betreuung und vergessen dabei ihre eigenen Bedürfnisse. In diesem Kapitel wird beschrieben, wie Angehörige Unterstützung und Entlastung finden können, sei es durch externe Pflegekräfte, finanzielle Unterstützung oder geplante Auszeiten. Ziel ist es, ein stabiles Netzwerk aufzubauen, das sowohl die Qualität der Pflege als auch das Wohlbefinden der pflegenden Angehörigen verbessert.

Pflegekräfte und ambulante Dienste: Wie man externe Hilfe effektiv nutzt

Externe Unterstützung kann eine große Erleichterung für pflegende Angehörige sein. Pflegekräfte und ambulante Dienste bieten professionelle Betreuung und Entlastung im Alltag. Eine kluge und gezielte Nutzung externer Hilfe kann die Pflegequalität erhöhen und den Alltag für beide Seiten leichter gestalten.

1. **Arten von Pflegekräften und Diensten**: Es gibt verschiedene Arten von Pflegekräften und Diensten, die auf die Bedürfnisse demenzkranker Personen und ihrer Angehörigen zugeschnitten sind.

   o **Ambulante Pflegedienste**: Ambulante Pflegedienste kommen regelmäßig ins Haus und unterstützen bei der Grundpflege (z. B. Körperpflege, Anziehen) sowie bei der medizinischen Versorgung (z. B. Medikamentengabe).

o **Tagespflege**: Die Tagespflege bietet stundenweise Betreuung und ermöglicht es, dass der demenzkranke Mensch den Tag in einer sozialen Umgebung verbringt. Tagespflegeeinrichtungen bieten häufig strukturierte Aktivitäten an, die auf die Bedürfnisse der Betroffenen abgestimmt sind.

o **Nachtpflege**: Einige Pflegeeinrichtungen bieten eine Betreuung in der Nacht an, wenn die Person zu Hause Schlafprobleme hat und zusätzliche Unterstützung benötigt.

o **24-Stunden-Pflege**: Diese Option eignet sich für Menschen, die eine durchgehende Betreuung benötigen und kann auch durch Pflegekräfte aus dem Ausland organisiert werden, die im Haushalt leben.

2. **Pflegedienste auswählen**: Der Auswahlprozess sollte sorgfältig und auf die spezifischen Bedürfnisse der pflegebedürftigen Person abgestimmt sein.

o **Tipp**: Informieren Sie sich über lokale Anbieter und besuchen Sie deren Einrichtungen oder fordern Sie Referenzen an. Ein persönliches Gespräch mit dem Team kann helfen, Vertrauen aufzubauen und die Zusammenarbeit zu erleichtern.

o **Tipp**: Achten Sie auf die Qualifikation der Pflegekräfte, insbesondere auf die Erfahrung im Umgang mit demenzkranken Personen. Fragen Sie nach, ob das Personal speziell für die Bedürfnisse von Menschen mit Demenz geschult ist.

3. **Zusammenarbeit mit Pflegekräften**: Eine offene Kommunikation und enge Zusammenarbeit mit den Pflegekräften tragen zur Qualität der Betreuung bei.

   - **Tipp**: Besprechen Sie die Pflegeziele und Erwartungen klar und verständlich. Geben Sie den Pflegekräften Rückmeldung, wenn Sie bestimmte Aspekte der Betreuung anders gestalten möchten.

   - **Tipp**: Führen Sie ein Pflegetagebuch, um wichtige Informationen festzuhalten und um sich regelmäßig mit den Pflegekräften auszutauschen. So können individuelle Bedürfnisse besser berücksichtigt werden.

4. **Ambulante Hilfen effektiv nutzen**: Ambulante Pflegedienste sind flexibel und können an bestimmte Zeiten und Bedürfnisse angepasst werden.

   - **Tipp**: Planen Sie die Besuche der Pflegedienste so, dass sie Ihre eigene Zeit optimal entlasten. Wenn Sie beispielsweise vormittags Erledigungen machen möchten, kann der Pflegedienst in dieser Zeit die Betreuung übernehmen.

Finanzielle Unterstützung und gesetzliche Ansprüche: Leistungen der Pflegeversicherung

Die Pflege eines demenzkranken Angehörigen kann auch finanziell belastend sein. In Deutschland gibt es jedoch verschiedene Leistungen der Pflegeversicherung, die sowohl die Betreuung als auch die Entlastung der pflegenden Angehörigen unterstützen. Ein

Überblick über die Optionen kann dabei helfen, diese Hilfen gezielt zu nutzen. Beachten Sie hierbei ggf. aktuelle Änderungen der Leistungen, sowie der Gesetzeslage.

1. **Pflegegrade und Leistungen**: Die Höhe der finanziellen Unterstützung hängt vom Pflegegrad der betroffenen Person ab. Menschen mit Demenz haben in der Regel Anspruch auf Pflegeleistungen ab Pflegegrad 1, je nach Schwere der Beeinträchtigungen.

   o **Pflegegrad 1 bis 5**: Die Einstufung erfolgt durch den Medizinischen Dienst (MDK) und richtet sich nach dem Grad der Selbstständigkeit und den Einschränkungen des Betroffenen. Menschen mit Demenz erhalten in der Regel mindestens Pflegegrad 2.

   o **Tipp**: Beantragen Sie den Pflegegrad frühzeitig und bereiten Sie sich gut auf den MDK-Besuch vor. Dokumentieren Sie die täglichen Pflegeaufgaben und die benötigte Unterstützung, um einen umfassenden Einblick in den Pflegeaufwand zu geben.

2. **Pflegegeld und Pflegesachleistungen**: Das Pflegegeld und die Pflegesachleistungen sind die wichtigsten finanziellen Hilfen der Pflegeversicherung.

   o **Pflegegeld**: Pflegegeld wird an pflegende Angehörige ausgezahlt, wenn die Pflege selbst übernommen wird. Die Höhe richtet sich nach dem Pflegegrad und kann eine wertvolle Unterstützung für die private Pflege sein.

- o **Pflegesachleistungen**: Wenn ein ambulanter Pflegedienst eingeschaltet wird, können ggf. Pflegesachleistungen in Anspruch genommen werden. Diese
  Leistungen können die Kosten für die professionelle
  Pflege abdecken.

- o **Tipp**: Sie können Pflegegeld und Pflegesachleistungen kombinieren, um eine flexible Pflegeorganisa-
  tion zu ermöglichen. Nutzen Sie die Pflegesachleistungen für professionelle Hilfe und das Pflegegeld
  für Zeiten, in denen Sie die Pflege selbst übernehmen.

3. **Entlastungsbetrag**: Menschen mit Pflegegrad 1 bis 5 erhalten ggf. einen Entlastungsbetrag, der für die Unterstützung
   im Alltag genutzt werden kann, z. B. für Haushaltshilfen, Tagespflege oder Betreuungsdienste.

   - o **Tipp**: Der Entlastungsbetrag ist eine wertvolle Hilfe
     für pflegende Angehörige. Nutzen Sie ihn, um sich
     regelmäßig Unterstützung zu holen und Zeit für sich
     selbst zu schaffen.

4. **Kurzzeit- und Verhinderungspflege**: Diese Leistungen ermöglichen es, den Pflegebedürftigen zeitweise in einer
   Pflegeeinrichtung betreuen zu lassen oder eine Vertretungspflege zu organisieren, wenn der Angehörige eine
   Auszeit benötigt.

   - o **Kurzzeitpflege**: Kurzzeitpflege kann ggf. in Anspruch
     genommen werden, wenn die häusliche Pflege vo-
     rübergehend nicht möglich ist, etwa nach einem
     Krankenhausaufenthalt oder bei erhöhtem

Pflegebedarf.

- o **Verhinderungspflege**: Verhinderungspflege kann ggf. bis zu sechs Wochen im Jahr genutzt werden, wenn der pflegende Angehörige verhindert ist, z. B. bei Krankheit oder Urlaub.

- o **Tipp**: Kombinieren Sie Kurzzeit- und Verhinderungspflege, um die maximale Entlastung zu erhalten. Beide Leistungen können in einem Jahr genutzt werden, was die Zeit für eine Auszeit erhöht.

5. **Zusätzliche Hilfen und Unterstützungsangebote**: Neben den Leistungen der Pflegeversicherung gibt es in vielen Gemeinden und Städten weitere Angebote, die finanziell gefördert werden können.

- o **Tipp**: Erkundigen Sie sich bei der Pflegekasse oder in Ihrer Stadt nach zusätzlichen Unterstützungsangeboten, wie etwa speziellen Pflegekursen für Angehörige, die oft kostenfrei angeboten werden.

Urlaub und Auszeiten für Pflegepersonen: Wie und wo man Unterstützung findet

Regelmäßige Auszeiten sind für pflegende Angehörige unverzichtbar, um neue Kraft zu tanken und die Pflege langfristig aufrechtzuerhalten. Die Pflegeversicherung und spezielle Einrichtungen bieten verschiedene Möglichkeiten, diese Auszeiten zu realisieren.

1. **Verhinderungspflege und Kurzzeitpflege**: Diese Pflegeformen bieten eine vorübergehende Betreuung in einer

Pflegeeinrichtung oder durch externe Pflegekräfte und entlasten die Angehörigen.

- o **Verhinderungspflege**: Sie kann ggf. bis zu sechs Wochen pro Jahr genutzt werden, wenn der Angehörige verhindert ist, sei es für eine Auszeit, Krankheit
  oder Fortbildung.

- o **Kurzzeitpflege**: Diese Leistung ist besonders hilfreich nach einem Krankenhausaufenthalt oder in
  Zeiten mit erhöhter Pflegeintensität.

- o **Tipp**: Planen Sie Auszeiten frühzeitig und reservie-
  ren Sie rechtzeitig einen Kurzzeitpflegeplatz in einer
  Einrichtung. So können Sie sicher sein, dass Ihr Angehöriger gut versorgt ist, während Sie eine Pause
  einlegen.

2. **Tagespflege und Nachtpflege als regelmäßige Entlastung**:
   Diese Angebote ermöglichen eine stundenweise Betreuung
   und können regelmäßig genutzt werden, um den Alltag zu
   entlasten.

   - o **Tagespflege**: Die Tagespflege bietet eine geregelte
     Betreuung tagsüber, oft mit Aktivitäten und Grup-
     penangeboten. Das gibt den Angehörigen die Mög-
     lichkeit, tagsüber Erledigungen zu machen oder
     eine Pause einzulegen.

   - o **Nachtpflege**: Für Menschen, die nachts besonders
     betreuungsintensiv sind, kann die Nachtpflege eine
     Entlastung bieten. Sie sorgt dafür, dass pflegende
     Angehörige selbst eine erholsame Nachtruhe

genießen können.

- o **Tipp**: Nutzen Sie diese Angebote regelmäßig, um eine geregelte Entlastung im Alltag zu schaffen. Ein oder zwei feste Tage pro Woche in der Tagespflege ermöglichen es, eigene Termine wahrzunehmen und durchzuatmen.

3. **Selbsthilfegruppen und Austauschmöglichkeiten**: Der Kontakt mit anderen pflegenden Angehörigen kann emotional entlasten und wichtige Hilfestellungen bieten.

   - o **Vorteile**: Selbsthilfegruppen bieten die Möglichkeit, Erfahrungen auszutauschen, und vermitteln das Gefühl, nicht allein mit den Herausforderungen der Pflege zu sein.

   - o **Tipp**: Erkundigen Sie sich nach lokalen Selbsthilfegruppen für Angehörige von Demenzkranken. Viele dieser Gruppen bieten auch Entlastungsmöglichkeiten durch gemeinsame Freizeitangebote oder organisierte Ausflüge an.

4. **Pflegekurse und Schulungen für Angehörige**: Viele Kranken- und Pflegekassen bieten spezielle Kurse an, die pflegenden Angehörigen praktische Tipps und Unterstützung geben.

   - o **Tipp**: Pflegekurse können wertvolle Informationen zur Pflege von Demenzkranken liefern und die Pflegekompetenzen stärken. So können Sie sich sicherer fühlen und Entlastung in anspruchsvollen Pflegesituationen finden.

5. **Wohltätigkeitsorganisationen und Sozialdienste**: Viele gemeinnützige Organisationen bieten ebenfalls Unterstützung und Entlastungsmöglichkeiten an.

   o **Tipp**: Informieren Sie sich bei sozialen Diensten oder Wohltätigkeitsorganisationen über mögliche Entlastungsangebote. Manchmal gibt es Programme für Ferienbetreuung, die eine komplette Auszeit ermöglichen.

Abschließende Gedanken

Die Pflege eines demenzkranken Angehörigen erfordert nicht nur viel Liebe und Geduld, sondern auch ausreichende Unterstützung und Entlastung. Externe Pflegekräfte, finanzielle Hilfen und regelmäßige Auszeiten können dabei helfen, den Alltag zu bewältigen und die eigene Lebensqualität zu erhalten. Indem Sie auf ein starkes Netzwerk und gezielte Hilfen setzen, sorgen Sie dafür, dass die Pflege nachhaltig gestaltet ist und Sie Ihre eigenen Bedürfnisse nicht aus dem Blick verlieren.

Der Gedanke, einen geliebten Menschen in eine Pflegeeinrichtung zu geben, ist oft mit starken Emotionen verbunden. Für Menschen mit Demenz und ihre Angehörigen ist der Übergang ins Pflegeheim eine große Umstellung, die gut vorbereitet und begleitet werden sollte. Dieses Kapitel bietet Orientierungshilfen, um die passende Einrichtung zu finden, den Umzug sanft zu gestalten und eine stabile Beziehung zum Angehörigen aufrechtzuerhalten, auch wenn dieser nicht mehr zu Hause lebt.

Die richtige Einrichtung finden: Kriterien für die Auswahl und Entscheidung

Die Auswahl der passenden Pflegeeinrichtung ist eine wichtige Entscheidung, die das Wohlbefinden des demenzkranken Angehörigen maßgeblich beeinflusst. Eine geeignete Einrichtung sollte sowohl medizinische Versorgung als auch eine einfühlsame und respektvolle Betreuung bieten.

1. **Bedarfsanalyse und Prioritäten setzen**: Bevor Sie sich auf die Suche nach einer Einrichtung machen, erstellen Sie eine Liste mit den Bedürfnissen und Vorlieben des Angehörigen.
    - **Tipp**: Überlegen Sie, welche Kriterien besonders wichtig sind. Braucht Ihr Angehöriger eine spezialisierte Demenzbetreuung, regelmäßige Aktivitäten oder eine ruhige Umgebung? Setzen Sie Prioritäten, die Ihnen bei der späteren Auswahl helfen.

2. **Spezialisierung auf Demenz**: Wählen Sie eine Einrichtung, die speziell auf die Pflege und Betreuung von Menschen

mit Demenz ausgerichtet ist.

- o **Vorteile**: Einrichtungen mit einer Spezialisierung auf Demenz bieten oft spezielle Angebote wie Beschäftigungstherapie, Gedächtnistraining und geschultes Personal, das auf die Bedürfnisse demenzkranker Menschen eingeht.

- o **Tipp**: Achten Sie darauf, dass die Pflegekräfte geschult sind und regelmäßig Fortbildungen im Bereich Demenzpflege erhalten. Fragen Sie nach besonderen Angeboten, die auf Demenzerkrankungen ausgerichtet sind.

3. **Personalschlüssel und Betreuungsqualität**: Die Qualität der Betreuung hängt oft davon ab, wie viele Pflegekräfte zur Verfügung stehen und wie gut sie ausgebildet sind.

- o **Tipp**: Informieren Sie sich über den Personalschlüssel der Einrichtung und die Betreuungsintensität. In einer gut besetzten Einrichtung haben die Pflegekräfte mehr Zeit für die individuelle Betreuung und eine liebevolle Zuwendung.

4. **Atmosphäre und Wohnumgebung**: Die Umgebung spielt eine große Rolle für das Wohlbefinden. Eine freundliche und wohnliche Atmosphäre kann helfen, sich schneller einzuleben.

- o **Tipp**: Besuchen Sie die Einrichtung vorab und achten Sie auf die Stimmung und den Umgangston. Wirkt das Personal freundlich? Gibt es gemütliche Aufenthaltsräume und private Rückzugsorte? Eine offene und helle Gestaltung fördert das Wohlbefinden.

5. **Lage und Erreichbarkeit**: Die Nähe zur Familie ist ein wichtiger Faktor, um Besuche zu erleichtern und die Beziehung zum Angehörigen zu pflegen.

   o **Tipp**: Suchen Sie eine Einrichtung, die gut erreichbar ist und die Möglichkeit bietet, regelmäßig Besuche abzustatten. Eine einfache Anfahrt erleichtert spontane Besuche und fördert die Verbundenheit.

6. **Zusätzliche Angebote und Freizeitaktivitäten**: Eine gute Pflegeeinrichtung bietet mehr als nur medizinische Versorgung und Grundpflege. Vielfältige Freizeitaktivitäten und therapeutische Angebote tragen zur Lebensqualität bei.

   o **Tipp**: Informieren Sie sich über das Freizeitangebot, z. B. Bewegungsprogramme, Ausflüge oder Kreativangebote. Regelmäßige Aktivitäten können das Wohlbefinden fördern und eine positive Routine schaffen.

Übergang ins Pflegeheim: Den Umzug sanft gestalten und den Angehörigen unterstützen

Der Übergang ins Pflegeheim ist für Menschen mit Demenz oft mit Unsicherheit und Ängsten verbunden. Ein sanfter und gut geplanter Umzug kann jedoch dazu beitragen, die Eingewöhnung zu erleichtern.

1. **Vorbereitung auf den Umzug**: Ein schrittweises Heranführen an die neue Umgebung kann Ängste mindern und den Übergang erleichtern.

   o **Tipp**: Besuchen Sie die Einrichtung gemeinsam mit dem Angehörigen, bevor der Umzug stattfindet. Zeigen Sie ihm das Zimmer, die Gemeinschaftsbereiche und das Personal, damit er sich langsam an die neue Umgebung gewöhnt.

   o **Tipp**: Planen Sie den Umzug an einem ruhigen Tag und sorgen Sie dafür, dass Sie den gesamten Tag zur Verfügung haben, um die Person zu begleiten.

2. **Persönliche Gegenstände mitnehmen**: Das Einrichten des neuen Zimmers mit vertrauten Gegenständen, Fotos und Möbeln hilft, eine vertraute Atmosphäre zu schaffen.

   o **Tipp**: Bringen Sie persönliche Gegenstände wie Lieblingsfotos, die Lieblingsdecke oder kleine Möbelstücke mit, um das Zimmer wohnlich und vertraut zu gestalten. Eine gewohnte Umgebung gibt Sicherheit und fördert die Eingewöhnung.

3. **Unterstützung in der Eingewöhnungsphase**: Die ersten Wochen in einer Pflegeeinrichtung sind eine sensible Phase. Regelmäßige Besuche und ein offenes Ohr helfen, die Umstellung zu meistern.

   o **Tipp**: Besuchen Sie Ihren Angehörigen in den ersten Wochen möglichst häufig und bleiben Sie in Kontakt mit dem Pflegepersonal. Fragen Sie regelmäßig nach, wie die Eingewöhnung verläuft, und sprechen

Sie über Ängste und Bedürfnisse.

4. **Offene Kommunikation mit dem Pflegepersonal**: Eine enge Zusammenarbeit mit dem Pflegepersonal ist essenziell, um eine gute Betreuung zu gewährleisten.

   o **Tipp**: Sprechen Sie über die individuellen Vorlieben, Abneigungen und Routinen Ihres Angehörigen. Geben Sie dem Pflegepersonal so viele Informationen wie möglich, um eine möglichst individuelle Betreuung zu ermöglichen.

5. **Geduld und Verständnis zeigen**: Die Eingewöhnung ins Pflegeheim braucht Zeit und Geduld. Es ist wichtig, dass der Angehörige die Möglichkeit hat, sich in seinem eigenen Tempo an die neue Umgebung anzupassen.

   o **Tipp**: Versuchen Sie, Geduld zu haben und dem Angehörigen die Zeit zu geben, die er braucht. Drängen Sie ihn nicht und vermeiden Sie es, ihn mit zu vielen Eindrücken zu überfordern.

Emotionale Unterstützung in Pflegeeinrichtungen: Die Beziehung aufrechterhalten

Auch nach dem Umzug in eine Pflegeeinrichtung ist es wichtig, die emotionale Bindung zum Angehörigen zu pflegen und ihm das Gefühl von Geborgenheit und Zugehörigkeit zu geben.

1. **Regelmäßige Besuche planen**: Regelmäßige Besuche geben dem Angehörigen das Gefühl, nicht alleine zu sein, und

fördern das emotionale Wohlbefinden.

- o **Tipp**: Legen Sie feste Besuchszeiten fest und kommunizieren Sie diese mit dem Pflegepersonal. Verlässliche Besuche sind für Menschen mit Demenz besonders wichtig und geben Orientierung.

2. **Gemeinsame Rituale schaffen**: Kleine Rituale können eine stabile Verbindung schaffen und das Wohlbefinden des Angehörigen fördern.

   - o **Tipp**: Schaffen Sie kleine Routinen, wie das gemeinsame Anschauen von Fotoalben, das Vorlesen oder das Hören von Musik. Solche Rituale geben dem Angehörigen Halt und bieten gemeinsame Erinnerungen.

3. **Einbeziehung in den Alltag**: Auch in einer Pflegeeinrichtung können Angehörige in den Alltag eingebunden werden, z. B. durch Teilnahme an Festen, Ausflügen oder Gruppentreffen.

   - o **Tipp**: Beteiligen Sie sich an Veranstaltungen oder Aktivitäten der Einrichtung, um die Gemeinschaft zu stärken und Ihren Angehörigen bei solchen Anlässen zu begleiten. Auch das Personal wird so zum vertrauten Ansprechpartner.

4. **Emotionale Bedürfnisse erkennen**: Menschen mit Demenz haben oft eine ausgeprägte emotionale Wahrnehmung. Aufmerksamkeit, Zuwendung und Berührungen sind wichtige Signale der Wertschätzung.

o **Tipp**: Achten Sie darauf, dass Ihr Angehöriger emotionale Nähe und Zuwendung erfährt. Halten Sie seine Hand, schenken Sie ihm ein Lächeln und gehen Sie auf seine Bedürfnisse ein.

5. **Regelmäßige Kommunikation mit dem Pflegepersonal**: Um das Wohlbefinden des Angehörigen sicherzustellen, ist ein regelmäßiger Austausch mit dem Pflegepersonal essenziell.

   o **Tipp**: Sprechen Sie regelmäßig mit den Pflegekräften über den Zustand des Angehörigen, seine Vorlieben und eventuelle Verhaltensänderungen. Eine enge Zusammenarbeit mit dem Personal trägt dazu bei, dass sich der Angehörige in der Einrichtung geborgen fühlt.

6. **Den Kontakt zu anderen Bewohnern fördern**: Freundschaften und soziale Kontakte sind auch für Menschen mit Demenz wertvoll und tragen zur Lebensqualität bei.

   o **Tipp**: Fördern Sie soziale Kontakte zu anderen Bewohnern, indem Sie Ihren Angehörigen ermutigen, an Gruppenaktivitäten teilzunehmen. Dies kann Isolation vorbeugen und die Lebensqualität steigern.

Abschließende Gedanken

Die Entscheidung, einen demenzkranken Angehörigen in eine Pflegeeinrichtung zu geben, ist nie leicht und erfordert eine sorgfältige Planung und Begleitung. Eine liebevolle, unterstützende Beziehung und eine enge Zusammenarbeit mit dem Pflegepersonal können jedoch dazu beitragen, dass sich der Angehörige in der neuen Umgebung wohl und sicher fühlt. Indem Sie regelmäßig Kontakt halten, gemeinsame Rituale pflegen und den Angehörigen emotional unterstützen, tragen Sie dazu bei, dass er sich in der Pflegeeinrichtung geborgen und wertgeschätzt fühlt. Der Umzug in ein Pflegeheim bedeutet nicht das Ende der Beziehung, sondern kann auch eine neue Phase des gemeinsamen Lebens eröffnen, in der das Wohl und die Lebensqualität des Angehörigen im Mittelpunkt stehen.

Die Begleitung eines demenzkranken Angehörigen bis zum Lebensende ist eine der emotional anspruchsvollsten Phasen für Familienmitglieder und Freunde. Abschiednehmen bedeutet nicht nur, sich auf den Tod vorzubereiten, sondern auch, mit den eigenen Gefühlen der Trauer und des Verlusts umzugehen. In diesem Kapitel erfahren Sie, wie Sie die letzte Phase begleiten, wie Sie die Trauer verarbeiten und wie Sie Erinnerungen an Ihren Angehörigen lebendig halten können.

Die letzte Phase begleiten: Unterstützung und Rituale

Das letzte Lebensstadium eines demenzkranken Menschen ist eine Zeit der intensiven Emotionen und des Abschiednehmens. Der Wunsch, dem Angehörigen bis zuletzt beizustehen und ihn in Würde und Frieden zu verabschieden, steht im Vordergrund. Rituale und einfühlsame Begleitung können helfen, den Übergang in diese letzte Phase so behutsam wie möglich zu gestalten.

1. **Achtsame Präsenz und einfühlsame Begleitung**: Die Anwesenheit eines vertrauten Menschen kann in der letzten Phase Trost spenden und Ängste lindern.
   - **Tipp**: Verbringen Sie so viel Zeit wie möglich mit Ihrem Angehörigen. Halten Sie seine Hand, sprechen Sie in ruhigem Ton mit ihm oder sitzen Sie einfach still an seinem Bett. Auch wenn er nicht mehr spricht, kann er Ihre Anwesenheit spüren und Trost daraus ziehen.

2. **Rituale des Abschiednehmens**: Rituale helfen oft dabei, den Übergang besser zu bewältigen und Gefühle zu verarbeiten.

   o **Tipp**: Überlegen Sie, welche Rituale für Sie und Ihren Angehörigen bedeutungsvoll sind. Dies könnte das gemeinsame Beten, das Vorlesen von Lieblingsgedichten oder das Hören einer besonderen Musik sein. Solche Rituale schaffen eine intime Atmosphäre und bieten Halt in der Abschiedsphase.

3. **Berücksichtigung der Wünsche des Angehörigen**: Falls Ihr Angehöriger im Vorfeld Wünsche zur letzten Phase geäußert hat, respektieren Sie diese, um ihm ein möglichst würdevolles Ende zu ermöglichen.

   o **Tipp**: Sprechen Sie, wenn möglich, schon frühzeitig über die Vorstellungen und Wünsche bezüglich der letzten Lebensphase. Halten Sie diese in einer Patientenverfügung fest, um sicherzustellen, dass sie berücksichtigt werden.

4. **Unterstützung durch Palliativdienste**: Hospiz- und Palliativdienste bieten spezialisierte Unterstützung, um die letzte Phase so angenehm und schmerzfrei wie möglich zu gestalten.

   o **Tipp**: Ziehen Sie in Erwägung, Hospizdienste oder Palliativpflege in Anspruch zu nehmen. Diese Experten haben Erfahrung in der Begleitung Sterbender und können auch für Sie als Angehörige eine wichtige Stütze sein.

5. **Der Umgang mit Schmerz und Unruhe**: In der letzten Phase kann es zu Schmerzen und Unruhezuständen kommen, die den Sterbeprozess erschweren.

   o **Tipp**: Sprechen Sie mit den behandelnden Ärzten und dem Pflegepersonal über eine angemessene Schmerztherapie. Eine gute Schmerz- und Symptomkontrolle ist entscheidend, um Ihrem Angehörigen einen friedlichen Übergang zu ermöglichen.

Trauerarbeit und Nachsorge: Umgang mit dem Verlust

Der Verlust eines geliebten Menschen ist tiefgreifend und erfordert eine Zeit der Trauer und des inneren Abschiednehmens. Trauerarbeit ist ein individueller Prozess, der Zeit und Raum braucht, um den Verlust zu verarbeiten.

1. **Den eigenen Trauerprozess zulassen**: Trauer kann sich in vielen Formen zeigen und ist bei jedem Menschen unterschiedlich.

   o **Tipp**: Erlauben Sie sich, Ihre Gefühle zu zeigen und zu erleben. Weinen, Rückzug, Wut oder Schuldgefühle sind normale Reaktionen auf einen schweren Verlust. Es gibt keinen „richtigen" oder „falschen" Weg zu trauern – lassen Sie sich Zeit und folgen Sie Ihrem eigenen Tempo.

2. **Unterstützung in der Trauer suchen**: Freunde, Familie und professionelle Trauerbegleiter können in dieser schweren

Zeit eine wertvolle Unterstützung bieten.

- o **Tipp**: Sprechen Sie offen mit nahestehenden Menschen über Ihre Gefühle. Wenn Sie das Gefühl haben, dass Sie alleine nicht weiterkommen, können Trauergruppen oder ein Gespräch mit einem Trauerbegleiter hilfreich sein.

3. **Rituale des Gedenkens**: Rituale helfen, den Verlust zu begreifen und geben die Möglichkeit, den Verstorbenen in liebevoller Erinnerung zu bewahren.

- o **Tipp**: Gedenkrituale können das Anzünden einer Kerze, das Pflanzen eines Baumes oder das Sammeln von Erinnerungsstücken sein. Gestalten Sie diese Rituale so, dass sie Ihrem Bedürfnis nach Nähe und Trost entsprechen.

4. **Selbstfürsorge während der Trauerzeit**: Die Trauerzeit ist emotional und körperlich belastend, weshalb es besonders wichtig ist, auf die eigenen Bedürfnisse zu achten.

- o **Tipp**: Planen Sie täglich Zeiten ein, in denen Sie etwas für sich selbst tun – sei es ein Spaziergang, eine Tasse Tee oder das Lesen eines Buches. Gönnen Sie sich Pausen und hören Sie auf Ihren Körper, um Überlastungen zu vermeiden.

5. **Akzeptanz des Verlustes und Neubeginn**: Mit der Zeit kann die Trauer eine neue Bedeutung annehmen und es wird möglich, den Verlust zu akzeptieren und wieder nach vorne zu schauen.

- o **Tipp**: Verurteilen Sie sich nicht, wenn Sie das Gefühl
    haben, dass die Trauer „nachlassen" sollte. Der
    Weg zur Akzeptanz ist individuell und kein schnelles
    Ziel, sondern ein Prozess. Lassen Sie sich Zeit und
    glauben Sie daran, dass die Erinnerung an den Ver-
    storbenen bleibt.

Erinnerungen bewahren: Möglichkeiten, Erinnerungen lebendig zu halten

Die Erinnerung an den verstorbenen Angehörigen lebendig zu halten, kann eine große Hilfe im Trauerprozess sein und ermöglicht
es, die Beziehung in liebevoller Weise weiterzuführen.

1. **Ein Erinnerungsalbum oder eine Schatzkiste gestalten**: Fotos, Briefe und Erinnerungsstücke schaffen ein persönliches
   Andenken.

   - o **Tipp**: Gestalten Sie ein Album mit Fotos, Geschich-
       ten und besonderen Momenten oder sammeln Sie
       kleine Gegenstände in einer Erinnerungskiste. Diese
       visuellen Erinnerungen helfen dabei, die Verbin-
       dung zum Verstorbenen lebendig zu halten.

2. **Gedenkfeier oder -veranstaltung organisieren**: Eine Feier
   oder ein Gedenktreffen bietet die Möglichkeit, gemeinsam
   mit anderen an den Verstorbenen zu erinnern.

   - o **Tipp**: Veranstalten Sie eine kleine Feier oder laden
       Sie Freunde und Familie zu einem gemeinsamen
       Gedenken ein. Teilen Sie besondere Geschichten
       und würdigen Sie das Leben des Verstorbenen auf

eine Weise, die ihm gerecht wird.

3. **Rituale des Gedenkens im Alltag**: Kleine Rituale können helfen, die Erinnerung an den Verstorbenen im Alltag zu integrieren.

   o **Tipp**: Gedenkrituale wie das Anzünden einer Kerze am Geburtstag oder das Ablegen von Blumen an einem Lieblingsort des Verstorbenen schaffen Raum für stille Momente des Erinnerns.

4. **Worte und Gedanken festhalten**: Tagebuch schreiben oder Gedichte verfassen sind kreative Wege, Erinnerungen festzuhalten und die Gefühle zu verarbeiten.

   o **Tipp**: Führen Sie ein Erinnerungsbuch, in dem Sie die Gedanken und Momente aufschreiben, die Sie an den Verstorbenen erinnern. Auch ein Brief an den Verstorbenen kann eine Möglichkeit sein, unerfüllte Wünsche oder Abschiedsworte zu äußern.

5. **Das Andenken weiterleben lassen**: Manche finden Trost darin, das Andenken an den Verstorbenen durch ein besonderes Engagement oder eine gute Tat zu bewahren.

   o **Tipp**: Engagieren Sie sich in einem Bereich, der dem Verstorbenen am Herzen lag, oder spenden Sie im Gedenken an ihn. Auf diese Weise können Sie sein Andenken lebendig halten und ihm Respekt erweisen.

Abschließende Gedanken

Der Abschied von einem geliebten Menschen mit Demenz ist ein schmerzvoller Prozess, der tief in das eigene Leben eingreift und Spuren hinterlässt. Begleiten Sie Ihren Angehörigen in seiner letzten Phase und lassen Sie Rituale und symbolische Handlungen zu, die Trost und Kraft spenden können. Die Trauerarbeit erfordert Geduld und die Bereitschaft, den Verlust als Teil des Lebens anzunehmen, ohne dabei die Erinnerung an den Verstorbenen zu verlieren. Erinnerungen lebendig zu halten und Gedenkrituale in den Alltag zu integrieren, sind Wege, die Verbindung zu einem geliebten Menschen auch nach seinem Tod fortzuführen und den eigenen Weg des Abschieds zu finden. Die Erinnerung wird immer ein Teil Ihres Lebens bleiben und in liebevollen Gedanken weiterleben.

Ein umfassender Anhang mit praktischen Checklisten, weiterführender Literatur und nützlichen Adressen kann pflegende Angehörige dabei unterstützen, sich im Alltag besser zurechtzufinden und die richtigen Anlaufstellen für ihre Fragen zu finden. In diesem Abschnitt finden Sie hilfreiche Vorlagen für den Alltag, Empfehlungen für weiterführende Literatur und Online-Ressourcen sowie Adressen von Beratungsstellen, Selbsthilfegruppen und Verbänden, die Ihnen bei der Pflege und Unterstützung eines demenzkranken Angehörigen zur Seite stehen können.

Checklisten und Hilfen für den Alltag: Medikamentenplan, Notfallnummern, etc.

Checklisten und Vorlagen bieten eine klare Struktur und helfen, den Überblick über wichtige Informationen und Aufgaben im Alltag zu bewahren. Diese nützlichen Hilfsmittel können sowohl für die tägliche Organisation als auch für Notfälle eine wertvolle Unterstützung sein.

1. **Medikamentenplan**: Ein übersichtlicher Medikamentenplan listet alle benötigten Medikamente, Dosierungen und Einnahmezeiten auf und hilft, die regelmäßige Einnahme sicherzustellen.

   o **Tipp**: Notieren Sie den Medikamentennamen, die Dosierung, die Einnahmezeit und besondere Hinweise (z. B. „mit Wasser einnehmen"). Achten Sie darauf, den Plan regelmäßig zu aktualisieren, wenn sich Dosierungen oder Medikamente ändern.

Medikament	Dosierung	Einnahmezeit	Hinweise
xyz	10 mg	morgens	nach dem Essen
abc	500 mg	bei Bedarf	max. 3x täglich

2. **Notfallnummern und Kontaktliste**: Eine Liste mit wichtigen Notfallnummern und Kontakten ist in akuten Situationen unerlässlich.

   o **Tipp**: Hängen Sie die Notfallliste gut sichtbar im Haus auf, z. B. am Kühlschrank oder neben dem Telefon. Notieren Sie die wichtigsten Ansprechpartner wie Hausarzt, Notrufnummern, nächstgelegene Apotheke und die Telefonnummer der Pflegekräfte.

Kontakt	Telefonnummer
Notruf (Polizei, Feuerwehr)	112
Hausarzt	069 - 0000
Nächste Apotheke	069 - 1111
Pflegekraft	069 - 2222
Angehörige (z. B. Kinder, Freunde)	069 - 3333

3. **Tagesablauf- und Wochenplan**: Ein strukturierter Plan für den Tages- oder Wochenablauf hilft dabei, Routinen zu schaffen und Sicherheit zu geben.

o **Tipp**: Erstellen Sie einen einfachen Tagesplan, der Zeiten für Mahlzeiten, Medikamente und Aktivitäten enthält. Ein Wochenplan kann zusätzlich feste Termine wie Arztbesuche oder Besuchstage einbinden.

4. **Vorsorgevollmacht und Patientenverfügung**: Für den Fall, dass die Person nicht mehr selbst entscheiden kann, ist es wichtig, eine Vorsorgevollmacht und eine Patientenverfügung bereit zu haben.

   o **Tipp**: Besprechen Sie mit Ihrem Angehörigen frühzeitig die Vorsorgevollmacht und Patientenverfügung und lassen Sie diese notariell beglaubigen. Legen Sie die Dokumente an einem leicht zugänglichen Ort ab und notieren Sie, wo diese zu finden sind.

5. **Pflegeprotokoll und Dokumentation**: Ein Pflegeprotokoll hilft dabei, den Pflegeverlauf und wichtige Informationen für Ärzte und Pflegekräfte festzuhalten.

   o **Tipp**: Führen Sie ein einfaches Protokoll mit Datum, besonderen Ereignissen (z. B. Arztbesuch), wichtigen Beobachtungen und Medikamenteneinnahmen. Diese Informationen können Ihnen und dem Pflegepersonal wertvolle Hinweise für die weitere Pflege geben.

Weiterführende Online-Ressourcen und Ratgeber:

Es gibt zahlreiche Informationen und Ressourcen, die Ihnen helfen können, sich tiefer mit dem Thema Demenz und Pflege auseinanderzusetzen und neue Erkenntnisse oder Anregungen zu gewinnen. Die folgende Liste enthält Empfehlungen, die Ihnen sowohl praktische Tipps als auch wissenschaftliche Hintergründe bieten.

1. **Online-Ressourcen und Websiten:**

   - **Alzheimer Gesellschaft** (www.deutsche-alzheimer.de): Die Deutsche Alzheimer Gesellschaft bietet Informationen, Ratgeber und aktuelle Forschungsergebnisse rund um das Thema Demenz und Pflege.

   - **Wegweiser Demenz** (www.wegweiser-demenz.de): Eine Informationsplattform des Bundesministeriums für Familie, Senioren, Frauen und Jugend, mit praktischen Tipps, Ansprechpartnern und einer umfangreichen Wissenssammlung.

   - **Pflege.de** (www.pflege.de): Hier finden Sie Informationen zur Pflegeversicherung, zu Pflegeleistungen und zahlreiche Checklisten für die häusliche Pflege.

2. **Ratgeberbroschüren und Newsletter:**

   - Viele Kranken- und Pflegekassen bieten regelmäßig kostenlose Ratgeber und Newsletter zum Thema Demenz und Pflege an.

o **Tipp**: Melden Sie sich bei den E-Mail-Newslettern der oben genannten Websites an, um aktuelle Informationen und Tipps zu erhalten.

Nützliche Adressen und Telefonnummern: Pflegeberatungen, Verbände und Selbsthilfegruppen

Pflegeberatungen, Verbände und Selbsthilfegruppen sind wichtige Anlaufstellen, um Unterstützung und Beratung zu finden. Die folgenden Kontakte können Ihnen helfen, Antworten auf Ihre Fragen zu erhalten und ein Netzwerk aus Menschen zu finden, die sich in ähnlichen Situationen befinden.

1. **Pflegeberatung und Pflegekassen**: Die Pflegekassen bieten eine kostenlose Pflegeberatung für Angehörige und Pflegebedürftige an.

    o **Pflegeberatung der Krankenkassen**: Viele Krankenkassen bieten eine Pflegeberatung an, um Angehörige über Leistungen, Entlastungsangebote und finanzielle Hilfen zu informieren. Die Beratung erfolgt telefonisch oder persönlich.

    o **Zentrale Hotline Pflegeberatung**: 0800 - 40 40 444 (Pflegeberatung der gesetzlichen Krankenkassen, kostenfrei)

2. **Deutsche Alzheimer Gesellschaft**: Die Deutsche Alzheimer Gesellschaft ist ein wichtiger Ansprechpartner für Informationen, Beratung und Unterstützung rund um das Thema Demenz.

- o **Adresse**: Friedrichstraße 236, 10969 Berlin
- o **Website**: www.deutsche-alzheimer.de

Alzheimer Telefon: Ein telefonischer Beratungsservice, der Angehörigen bei allen Fragen zur Demenz zur Verfügung steht.

- o **Telefonnummer**: 030 - 259 37 95 14 (Montag bis Donnerstag: 9-18 Uhr, Freitags: 9-15 Uhr)

3. **Pflegestützpunkte**: Pflegestützpunkte sind regionale Anlaufstellen, die Pflegebedürftigen und ihren Angehörigen Beratung und Unterstützung bieten.

- o **Tipp**: Pflegestützpunkte gibt es in vielen Städten und Landkreisen. Erkundigen Sie sich beim Gesundheitsamt oder online nach dem nächstgelegenen Pflegestützpunkt.

4. **Selbsthilfegruppen**: Der Austausch mit anderen pflegenden Angehörigen kann emotional entlastend wirken und wertvolle Ratschläge bieten.

- o **Deutsche Alzheimer Gesellschaft – Selbsthilfegruppen**: Die Deutsche Alzheimer Gesellschaft organisiert in ganz Deutschland Selbsthilfegruppen, die speziell auf die Bedürfnisse von Angehörigen demenzkranker Menschen ausgerichtet sind.

- o **Selbsthilfe-Online-Foren**: Auf Plattformen wie „Wegweiser Demenz" gibt es Online-Foren für den Austausch unter Angehörigen, die insbesondere für Menschen hilfreich sein können, die in abgelegenen

Regionen leben.

5. **Bundesministerium für Gesundheit**: Das Bundesministerium für Gesundheit bietet auf seiner Website aktuelle Informationen zur Pflegeversicherung und rechtlichen Fragen.

   o **Website**: www.bundesgesundheitsministerium.de
   o **Telefon**: 030 – 340 60 66 -02 (Bürgertelefon zur Pflegeversicherung)

6. **Hospiz- und Palliativdienste**: Für die Begleitung am Lebensende gibt es spezialisierte Hospizdienste und Palliativangebote, die auch Beratung für Angehörige bieten.

   o **Deutscher Hospiz- und PalliativVerband e.V.**: www.dhpv.de
   o **Hospizberatung und Palliativdienste**: Erkundigen Sie sich bei Ihrem Hausarzt oder der Pflegekasse nach lokalen Angeboten.

Abschließende Gedanken

Die hier vorgestellten Materialien und Informationen dienen nicht nur dazu, den Alltag zu organisieren, sondern bieten auch praktische und emotionale Hilfestellungen für pflegende Angehörige. Nutzen Sie die Netzwerke, Beratungsangebote und weiterführenden Informationen, um sich informiert, gestärkt und begleitet zu fühlen. Eine gute Vorbereitung und der Zugang zu hilfreichen Ressourcen können den Pflegealltag zusätzlich erleichtern.

Bei allem was kommen mag:

Ziehen Sie Kraft und Motivation aus den schönen Momenten, die Sie gemeinsam erleben oder bereits erlebt haben. Nutzen Sie diese positiven Erinnerungen und Erlebnisse als Kraftquelle in schweren Zeiten.